KB235919

3분이면 당신의 몸과 마음을 바꿀 수 있다

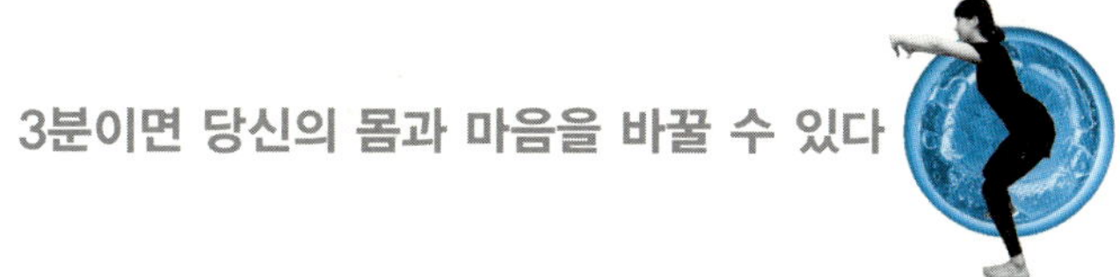

3분 힐링

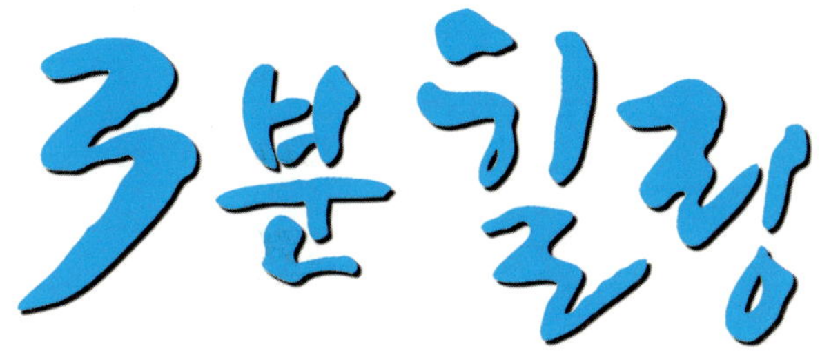

유대원 · 이명복 공저

학지사

시간에 쫓겨 생활하는 현대인의 삶은 몸과 마음이 지쳐 있는 상태에서 살기 위해 살아나가는 현상을 보여 너무나 안타깝다. 이러한 현상에 즈음하여 힐링(healing)이라는 공감과 위로를 통해 새로운 기회를 만들어 보려는 사람들이 많이 있으나 그것은 근원적인 해결책이라기보다 단편적인 방법으로 머무는 경우가 대부분이다.

이에 센터링이라는, 글로벌 개념의 수행과 문화를 대표하는 21세기의 새로운 화두를 소개하고자 한다. 센터링은 자기 자신을 찾는 길이며 몸과 마음, 그리고 영혼이 일치하여 조화를 이루는 최고·최적의 상태를 의미한다. 마음먹기에 따라서는 얼마든지 평화와 행복이 가득한 새로운 세계를 만들 수 있다. 결국, 관건은 우리의 마음이다.

진정한 '나'는 우리 내면에 있는 순수한 영혼의 불꽃, 즉 신성을 깨닫고 자기 자신을 진정으로 소중하게 생각하며, 나아가 가족, 친구, 친지, 만나는 모든 사람을 중요하게 생각하고 중심을 잡아 살아나갈 수 있는 길을 안내할 것이다.

하루 3분만 센터링을 해 보자. 동양의 전통 수행법을 현대화한 센터링은 평화와 자신감, 지칠 줄 모르는 에너지, 완전한 건강, 커뮤니케이션과 셀프 리더십 등 원하는 모든 것을 가져다줄 수 있다. 모든 문제의 해결책, 최상의 대안은 언제나 우리 안에 있다. 센터링은 바로 그 무궁한 보물 창고를 여는 황금 열쇠다. 센터링을 이해하고 실행한다면 힐링을 생활화할 수 있을 것이며 자신의 아름다운 꿈과 멋진 비전을 반드시 이루어낼 수 있을 것이다.

자, 힘차게 "센터링!"을 외치며 하루를 시작해 보자. 자기 자신에게 줄 수 있는 생애 최고의 선물이 기다리고 있다.

2013년 소서를 맞이하며

센터링 연구실에서 저자

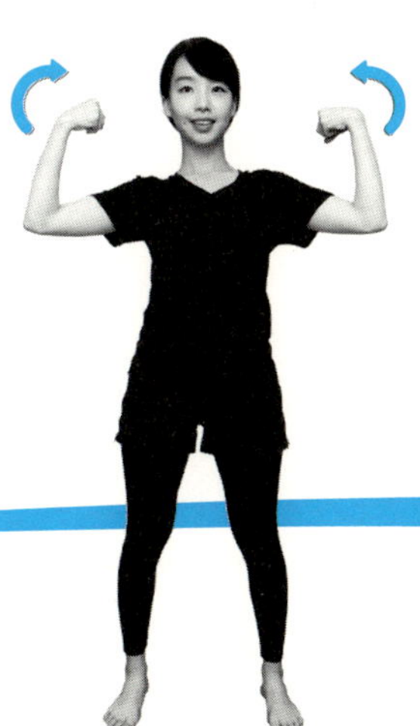

2부 센터링의 생활화

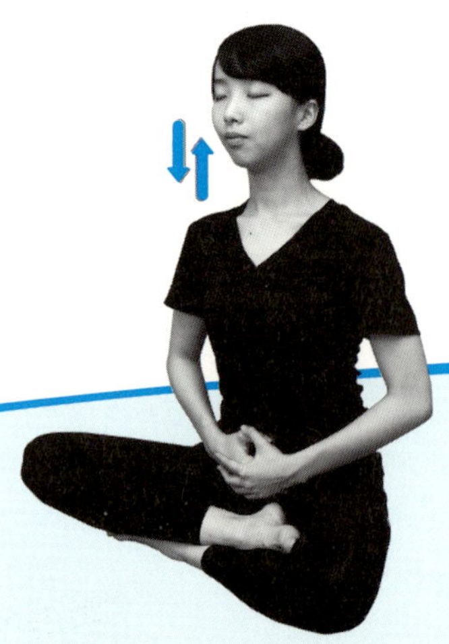

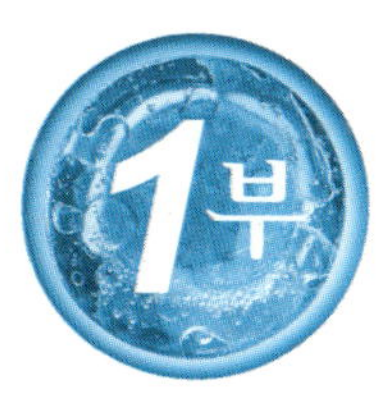

1부

센터링이란

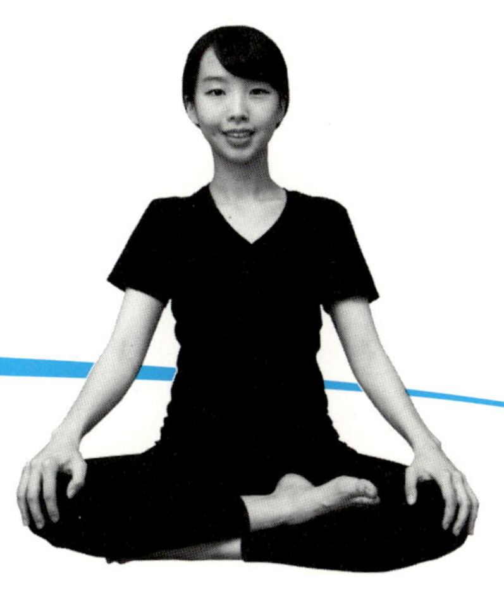

나 자신이 바로 서면 우주가 바로 서고,
나 자신이 흔들리면 온 우주가 흔들린다.
우주의 중심은 나이며,
세계는 나를 중심으로 돌고 있다.

1 힐링과 센터링

센터링이란 자기 자신을 찾는 길이며 몸과 마음과 영혼이 일치하여 하모니에 이르는 최고, 최적의 상태를 의미한다.

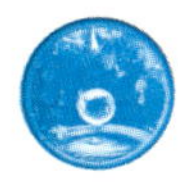

1. 힐링이란

힐링(healing)은 '몸이나 마음의 치유'를 뜻하는 'heal'에 '고치다.', '낫다.'의 의미를 더한 동명사(動名詞)로, '몸과 마음을 치유한다.'는 사전적 의미를 지닌다. 한편, 또 다른 의미로는 기분전환이나 자기치유를 통해 자신의 감정을 치유한다는 뜻으로도 사용되며, 마음의 안정·치유가 필요할 때 '힐링이 필요하다.'라고 사용할 수 있는 단어다. 특히 시간에 쫓겨 생활하는 현대인이라면 더더욱 자기 자신만의 시간이 부족하다 보니 지친 몸과 마음을 위로받고 싶어 종종 "나에게 힐링이 필요하다."라고 토로한다. 따라서 가끔은 마음의 여유를 갖고 자기 자신에 대해 생각해 볼 수 있는 힐링의 시간을 갖는 것이 좋다.

힐링은 공감과 위로를 통해 자기 자신을 긍정적이고, 밝고, 화창하게 하며 다른 사람과의 관계를 아름답게 만들어 나가는 것이다. 힐링은 통상 명상과 상담을 통해 이루어지는데, 치유가 필요하다는 것은 우리가 그만큼 현실 세계에서 많은 고통을 받는다는 의미다. 하지만 우리의 마음에 화, 두려움이 거주하듯이 자애로움과 따뜻함 또한 함께한다는 것을 스스로 깨닫고 심신의 고통을 자세히 들여다본다면, 또한 다른 사람들도 고통 받고 있다는 것을 이해하고 그들이 고통을 비워내고 바깥으로 쏟아낼 수 있도록 도와준다면 우리의 가슴에 자애로움과 따뜻함이 새로이 생거날 수 있을 것이다.

한편, 종교적 관점에서의 힐링은 요란한 방법을 동원하는 것이 아니라 매일매일 매 순간에 어떠한 악도 행치 않는 마음을 갖는 것을 말한다. 시중에서는 힐링에 관련된 수많은 책자와 힐링 명소가 소개되는 등 힐링 열풍이 일고 있으나 대부분은 일시적인 힐링 테마로 본질을 포장하고 있는 것이다. 그렇다면 힐링의 본질은 무엇일까? 몸과 마음을 치유하여 궁극적으로 얻고자 하는 것은 무엇일까?

한마디로 말하면 힐링은 깨달음이며, 깨달음이란 '진정한 나'를 찾는 길이다. 그리고 진정한 행복의 비결은 자신 속에 있는 '참자아'를 만나는 것에 달려 있다. 이때 참자아를 만남으로써 맛보게 될 행복은 재산이 많고 적음이나 상대와의 비교를 통한 우월감에서 오는 상대적인 행복이 아니다. 그것은 자신의 작은 욕망과 욕구에 갇히지 않은 내면 깊은 곳으로부터 우러나오는 행복이다. 이 절대적인 행복은 모든 만물과 모든 인간이 각기 다르면서도 하나임을 아는 데서 나온다.

또한 깨달음은 참사랑이다. 우리는 지금까지 사랑이라는 말을 수도 없이 되뇌며 살아 왔지만 참자아를 모르고 한 사랑은 참사랑이 아니다. 그런 사랑의 뿌리를 더듬어 가다 보면 결국은 이기심과 자만심, 남을 지배하고자 하는 자신의 가짜 욕망을 만나게 된다. 깨달음은 우리의 뇌(중심)를 이용해 도달할 수 있는 과학적인 현상이다. 일상 생활에 충실하면서도 과학적이고 실천적인 단계를 꾸준히 밟아 간다면 누구나 깨달음에 이를 수 있다.

깨달음의 보편화에 대한 가능성이야말로 이 책에서 강조하고 싶은 모든 것이다. 즉, 진정한 깨달음을 이룬다면 진정한 힐링이 되었다고 할 수 있으며 그 방법으로 이 책에서는 센터링을 소개하고자 한다. 이 센터링을 통해 독자는 자기 자신을 찾고(깨달음), 몸과 마음이 일치하여 하모니에 이르는 최고·최적의 상태를 매일매일 맞이하는 기적 같은 체험을 하게 될 것이다.

2. 센터링이란 무엇인가

1) 센터링, 21세기의 화두

센터링(centering)은 모든 것을 포괄하는 중요한 세계적인 개념이며, 수행(修行)의 문화를 대표하는 21세기의 새로운 화두(話頭)이다. 센터링에는 전통적인 모든 수행법과 성현(聖賢)들의 생생한 메시지가 집약되어 있다. 또한 그 안에는 역동하는 무궁한 에너지가 담겨 있다.

원래 센터링이란 미국의 토마스 크럼(Thomas Crum) 교수가 개념화한 것이다. 그는 평생 전통무술과 참선(參禪) 등 동양의 여러 수행을 해 왔으며, 깊은 깨달음 중에 자신이 해 온 모든 수행이 농축된 이 위대한 개념을 창안했다.

우리가 이 개념만 완벽하게 이해한다면 모든 것을 다 이룬 것이나 다름없다. 이 개념을 접하는 순간, 센터링을 시작하는 순간, 우리의 운명은 바뀌게 된다. 삶은 새로운 전기를 맞게 될 것이며, 우리는 센터링을 통해 언제나 최상의 해결책을 찾게 될 것이다.

2) 센터링의 개념

우리가 잘 아는 센터(center)란 말은 '중심(中心)'이라는 뜻의 명사(名詞)이다. 그러나 이 말에는 그 외에도 동사(動詞)로서의 의미도 있다. 그 의미는 '집중하다(concentrate)', '중심에 모으다', '중심부로 (공을) 띄우다'이다.

따라서 'centering'은 'center'에 '‒ing'를 붙여서 만든 동명사로서 다음 2가지의 의미를 내포하고 있다. 첫째는 'center(중심)로 가는 과정(또는 방법)'이며, 두 번째는 'center(중심)에 도달한 상태'이다.

Journey to center: 수행

센터링이란 센터로 가는 과정이요, 길(방법)이다. 즉, 진정한 자신을 찾아 떠나는 여행이다. 따라서 센터링은 참된 센터(중심, 진정한 나)에 이르기 위한 수련(수행)이라는 의미를 갖는다.

센터에 있는 상태: 깨달음

센터링이란 센터링(수련)의 결과, 센터에 도달한 상태를 의미하기도 한다. 이는 구체적으로 말하면 우리 자신의 몸, 마음과 영혼이 합일된 최고·최적·최상의 상태이다. 따라서 센터링이란 대자유(大自由), 깨달음, 해탈(解脫), 구원(救援), 득도(得道)의 의미를 지니기도 한다.

3) 센터의 의미

행복하게도 A군은 두 여자 사이에서 중심을 못 잡고 이 여자에게 갔다 저 여자에게 갔다 하며 방황하고 있다.

정치인 B씨는 X에게 충성하는 듯하더니 어느새 Y에게 엎드려 충성을 맹세하였다.

이렇듯 우왕좌왕하는 사람들을 보면 주위에서 '제발 중심을 잡으라.'고 타이르는 말을 하게 된다. 이 말처럼 과연 어떻게 해야 중심을 잡는 것일까? 우리 자신의 중심(中心: center)은 어디에 있을까?

센터는 단전

우리 몸에 있어서 센터(중심)는 단전(丹田)이다. 즉, 육체의 중심은 배꼽에서 3촌(寸) 아래에 있는 단전이다.

단전이라는 명칭은 저단지전(貯丹之田), 즉 단(丹)을 저장해 두는 밭이라는 의미이며, 단이란 바이오 에너지(氣)가 농축된 진귀한 약(藥), 곧 생명력을 뜻한다. 생체 에너지는 바로 이 단전에 저장되며, 우리가 활용하는 에너지는 모두 여기에서 나오는 것이다. 따라서 단전은 인간에게 있어서 생명력의 근원이다.

3단전

엄격히 말해서 단전은 체내에 3곳이 있다. 이를 하단전(下丹田), 중단전(中丹田), 상단전(上丹田)이라 한다. 이 중에 하단전은 배꼽 밑 3촌(寸)이 되는 관원(關元)혈로 자신의 검지에서 새끼손가락을 가지런히 배꼽에 대었을 때 바로 끝 부분에 해당한다. 관원(關元)이란 근본(센터)으로 통하는 관문이란 의미이다.

중단전은 가슴의 정중앙에 있는 전중(膻中)혈을 뜻하고, 상단전은 양미간 바로 위의 인당(印堂)혈을 말한다.

이 3단전 중에서 하단전이 제일 근본이 되는 곳이므로 보통 단전이라고 하면 하단전을 의미한다. 흔히 말하는 단전호흡(丹田呼吸)이란 하단전을 중심으로 하는 호흡을 말한다. 하단전 부위를 기해(氣海)라고도 칭하는데, 이는 전신의 기(氣)가 이곳에 집중되기 때문이다.

진정한 센터는 마음의 근본자리

그렇다면 우리의 센터(중심)는 단전인가. 엄격히 말해서 단전은 방편상의 중심이다(따라서 센터가 단전이라는 말은 한편으로 맞기도 하고, 또한 틀리기도 한 말이다). 진정한 우리의 센터는 몸이 아닌 마음에 있기 때문이다. 센터는 마음속 내부에 있는 진정한 중심이다.

그렇다면 마음의 중심은 어디에 있을까? 이는 우리의 내면 깊은 곳에 있는 잠재의식의 심연(深淵)이다. 그곳에 참 나, 진정한 내 마음(魂: 정보), 원신(元神), 신(神: 하나님),

절대아(絶對我)가 자리 잡고 있다. 이를 동양철학에서는 무(無), 공(空), 무상(無相), 성(性), 당처, 근본자리 등의 말로도 부르고 있다.

이러한 근본자리(센터)는 무형의 장소이므로 아무 곳에도 없으며, 또한 모든 곳에 있다. 따라서 방편상 단전을 우리 심신의 센터라고 한다. 물론 단전은 관원(關元)이라고도 하듯이, 마음의 근본자리와 통하고 있다. 따라서 우리는 유형의 센터인 단전을 통해 무형의 센터(마음의 근본자리)에 도달할 수가 있다.

3. 센터링의 영역

1) 센터링과 우주

허공과 물질

우주(宇宙)의 본질은 허공(虛空)이다. 그리고 이 우주 허공에는 기(氣: 우주 에너지)가 가득 차 있다. 이 기를 대기 (大氣)라고도 한다. 대기는 파동적(波動的) 존재로 바닷물 처럼 요동하고 있으며, 요동은 곧 진동(振動)이다.

이 진동이 어느 정도 심해지면 소리(音)가 되어 우리의 귀에 들리게 된다. 그리고 그 진동이 더 심해지면 빛(光)으 로 되어 눈에 보이며, 더 심해지면 색(色)으로 나타나는데, 여기서의 색은 곧 물질이다. 이렇게 해서 허공에서 물질이 생기는 것이다.

음파, 전파

라디오나 텔레비전 등의 1초간 진동수를 사이클이라 한다. 따라서 초간에 100번 진동하면 100사이클이라고 한다. 우리 인간의 귀에 소리로 들리는 진동수는 18사이 클~2만 사이클 사이이다.

18사이클 이하의 진동수는 귀에 들리지 아니하고, 2만 사이클 이상의 진동수 또한 들리지 않는다.

이와 같이 진동수가 많아짐에 따라 처음에는 소리로 귀

에 들리고, 다음에 진동수가 더 증가하면 사람의 오관(五官)으로 감각하지 못하는 상태가 된다.

빛, 색, 물질

다시 진동이 전파 이상으로 증가하면 눈에 보이는 빛으로 변한다. 이 빛 가운데 가장 진동수가 적은 것을 적외선(赤外線)이라고 한다.

점점 진동수가 많아짐에 따라 우리는 직접 눈으로 색(色)을 감지(感知)하게 된다. 이 색은 곧 물질의 입자(粒子)이다. 오색이 찬란한 무지개도 공중의 수포(水泡)가 집결된 물질이다.

따라서 진동수에 따라 소리가 되고, 빛이 되고, 색(色), 즉 물질이 되는 것이다.

물질불멸의 법칙

우주의 모든 물건은 파동적(波動的) 존재이며, 진동적(振動的) · 상응적(相應的) 존재이다. 사람 또한 마찬가지이다. 그리고 심리현상(心理現象) 역시 상응적·파동적·진동적 현상이다.

돌과 같은 물질은 겉으로는 매우 견고하게 보인다. 그러나 그 내부를 분광기로 관찰하면 음전자(陰電子)를 중심으로 양전자(陽電子)들이 돌고 있는 사실을 알게 된다.

즉, 모든 물질은 분자(分子)가 모인 것이고, 분자는 원자(原子)가 모인 것이다. 우주의 모든 물질과 사람은 파동적 존재이며 진동적 존재이다.

이렇게 해서 형성된 물질은 다시 파괴되고 또 형성되어서 반복순환(反復循環)을 하게 된다. 이런 현상을 현대물리학에서는 '물질불멸(物質不滅)의 법칙'이라 한다.

본질은 기

우리가 사람이나 사물을 판단할 때는 외형으로만 보아서는 안 된다. 그 속에 담긴 기(氣: 에너지), 사물이 시작할 때부터 잠재되어 있는 기, 모든 것의 근본이 되는 기를 제대로 볼 수 있어야 한다.

물론 이는 센터링이 되었을 때 가능한 일이다. 그렇게 될 때 만물의 본질을 이해하게 되고, 비로소 우리는 모든 일을 뜻대로 성취할 수 있게 된다.

2) 인간의 잠재의식

현재의식과 잠재의식

인간의 의식은 현재의식(現在意識)과 잠재의식(潛在意識)으로 구성되어 있다. 대체로 우리의 경험·지식은 일차 현재의식 속에 입력되며, 그 중에서 중요한 정보는 다시 더 깊은 잠재의식 속에 축적된다.

섹스 심벌로 유명한 마릴린 먼로는 어릴 때 근친으로부터 성폭행을 당한 경험이 있었다고 한다. 그때 받은 충격은 그녀의 잠재의식 속에 깊이 입력되어 있었다. 그리하여 반사적으로 화려한 남성 편력과 함께 평생 남성에 대한 공포감과 성(性)에 대한 거부감 등이 이중적으로 나타나게 된 것이다.

그녀처럼 우리의 사고와 행동을 궁극적으로 지배하는 것은 대부분 잠재의식이다. 우리가 자신의 현재 생각과 무관한 행동을 하는 경우는 바로 잠재의식과 관련이 있다. 따라서 우리는 잠재의식의 세계에 대해 더 많은 것을 이해해야 할 필요가 있다.

잠재의식의 정보

잠재의식 속에 담겨 있는 정보는 상단전(上丹田), 구체적으로는 우뇌(右腦)에 저장된 정보이다. 그리고 이들 정보는 다시 농축되어 더 깊은 곳에 저장되는데, 그곳은 바로 하단전(下丹田)이다. 사후(死後)에 우리들은 각자 하나의 정보체(영혼)로서 하단전에 저장된 정보와 함께 시공을 넘어 이동하게 된다고 한다.

인간의 마음은 잠재의식과 밀접한 관련이 있다. 즉, 잠재의식의 심층이 바로 우리 본연의 마음이며, 마음의 정체이다.

인간의 잠재의식은 기의 세계(다차원 세계, 정신세계)로

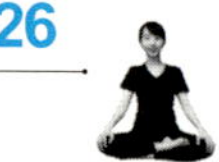

이어지는 통로이기도 하다. 우리는 최면 등 여러 가지 방법을 통해 우리의 잠재의식을 이끌어 낼 수가 있다.

많은 실험을 통해 알려졌듯이 인류의 잠재의식은 서로 소통이 되고 있다. 따라서 텔레파시, 직관(直觀) 등 특수한 방법으로 타인의 잠재의식 속의 정보를 우리의 두뇌로부터 끌어낼 수가 있다.

3) 잠재의식과 센터링

무한한 잠재능력

인간의 뇌세포는 약 130~150억 개의 뉴런으로 형성되어 있는데, 이 하나하나가 기억소자이다. 따라서 인간의 뇌(腦)는 100만 권의 책자를 입력해도 여유가 있을 만큼 엄청난 기억 용량을 지니고 있다.

그런데 통상 보통 사람들은 아깝게도 평생 그 용량의 3~5%밖에 사용하지 못하고 죽는다. 우리는 두뇌의 활용을 더 높여서 자신에게 잠재된 무궁한 능력을 계발해야 한다. 성공의 관건은 바로 여기에 있다.

인간의 잠재의식은 실로 무한하다. 현재의식을 구성하고 있는 것은 대부분 우리가 수십 년을 살아오는 동안 오관을 통해 보고 듣고 축적한 정보이다. 그러나 잠재의식 속에는 인류가 살아온 지난 500만 년 동안의 정보가 개인의 정보와 함께 축적되어 있다. 따라서 잠재의식 속에 담겨 있는 정보의 양은 현재의식의 정보량에 비해 무려 10만 배 이상이나 된다.

우리는 두뇌의 활용을 높이고, 잠재의식 속의 무궁한 정보를 활용해야 한다. 그 효과적인 활용법이 바로 센터링이다.

잠재의식의 단계

인간의 잠재의식에 대해 최근의 기공과학에서는 다음과 같이 4단계로 나누고 있다. 이러한 잠재의식의 단계는 또한 각 수준의 센터링 상태이기도 하다.

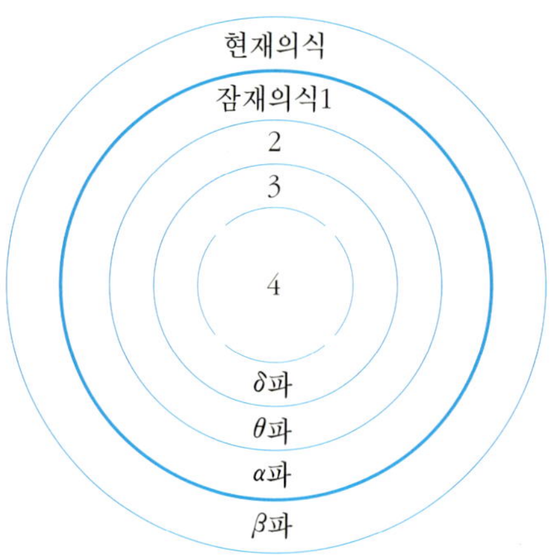

① 제1단계의 잠재의식

이 단계의 잠재의식은 두뇌에서 7~14Hz의 뇌파가 발생하는 상태이다.

그런데 일반인의 경우 잠을 잘 때, 특히 꿈을 꾸는 얕은 수면상태에서만 뇌파가 나타난다고 한다. 따라서 이 단계의 의식은 일반인이 깨어 있는 상태에서는 도달할 수 없는 영역이다. 하지만 드물게 이 뇌파는 수행자 – 선승(禪僧)이나 성직자, 요가 수행자 등-에게서 잠들지 않고 각성된 상태로 발견되고 있다. 따라서 이 깊은 의식세계는 오직 센터링(수련)을 통해서만 도달이 가능함을 알 수 있다.

프로이트(S. Freud: 1856-1939)가 연구한 잠재의식의 영역은 바로 이 영역이며, 이 잠재의식은 심리(心理) 에너지를 지닌다. 그러나 이는 정신이 통제되지 않은 비정상적 상태에서 동원되는 의식이다. 수면 중에 꾸는 꿈은 이 잠재의식의 작용 때문이다.

② 제2단계의 잠재의식

일반적으로 잠이 든 상태에서는 보통 파보다 파장이 긴 $4{\sim}7\text{Hz}$의 세타(θ)파가 나타난다. 제2단계의 잠재의식은 이 세타(θ)파와 관련이 있으며, 이는 물리(物理) 에너지를 갖고 있는 잠재의식이다.

만약에 우리가 깨어 있는 상태에서 이 수준에 도달할 수 있다면 염력(念力)으로 물체를 이동시키거나 물질에 각종 물리·화학적 변화를 가할 수 있다.

③ 제3단계의 잠재의식

제3단계의 잠재의식은 대체로 1~3Hz의 델타(δ)파와 관련이 있으며, 고물리(高物理) 에너지를 지닌 의식이다. 일반인의 경우 이는 아주 깊은 잠이 들었을 때에 비로소 나타난다.

깊이 센터링이 된 대기공사(大氣功士)나 초능력자가 천리(千里) 밖에서 에너지를 발사하여 물질에 변화를 일으키고, 천기(天氣)를 조절하는 것 등은 바로 이 수준에서 이루어지는 것이다.

④ 제4단계의 잠재의식

제4단계의 잠재의식에서는 거의 0Hz 수준에 가까운 뇌파가 나타나며, 가장 깊은 잠재의식이고 최고의 센터링 상태이다. 이 수준에서 온 인류의 지혜, 사상, 영혼(靈魂)은 서로 자유롭게 통하여 이심전심(以心傳心), 심심상응(心心相應)이 이루어진다.

이 의식상태에서 우리는 우주만물 및 신(神)과 합일이

되어 천인합일(天人合一), 천인상응(天人相應)을 실현하게 된다.

이 수준에서는 불가능이 있을 수 없으며, 일체유심조(一切唯心造)가 실현되는 세계이다. 역사상 도통(道通), 깨달음, 해탈(解脫), 성통공완(性通功完), 견성(見性), 구원(救援) 등으로 불리는 최고 단계가 바로 이 수준이다.

이 상태에서 비로소 완전한 삼매(三昧), 즉 마음의 절대 평화를 체험하고 완전한 대자유를 누리게 된다. 선가(仙家)의 표현에 의하면 이는 속(俗: 계곡에 있는 사람)에서 선(仙: 산마루에 있는 사람)으로 나아가는 것이며, 비로소 모든 속박(사회, 대중·국법, 윤회 등)에서 벗어날 수 있다고 한다.

아울러 육체는 금강체(金剛體)가 되어 최고의 완전한 건강이 실현되며, 정신 또한 고도화되어 초유의 직관력, 예측력, 판단력 등 최고의 지혜를 갖게 된다.

이는 상대적인 개체가 소멸되고 절대아(絶對我)만이 존재하는 무아(無我)의 세계이다. 따라서 만물과 더불어 완

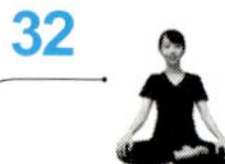

전한 합일(合一)을 이루기에 일체의 분리나 갈등이 있을 수 없으며, 찾지 않아도 성공과 행운, 풍요(豊饒)는 스스로 오게 된다. 한 선지식의 표현을 빌면 '발길로 차 버려도' 따라 온다는 것이다.

잠재의식과 센터링

우리가 흔히 생각하듯이 인간의 의식은 단지 정신적인 영역에 국한된 것이 아니다. '의식(意識)은 일종의 물질(物質)'임이 최근 연구에서 밝혀지고 있다. 즉, 기공과학에서는 여러 과학 실험을 통해, 의식이 외기(外氣: 에너지)를 방출할 수 있고 그 기는 각종 형태의 물리적 에너지라는 사실을 밝히고 있다.

우리의 의식이 깊은 단계에 이르면 의식(意識)과 기가 결합하여 의식 자체가 에너지를 보유하게 된다. 따라서 의식은 '특수한 장(場)이며 특수한 물질(物質)'이다. 실제로 기공사나 요기(요가 수행자), 특이공능자(초능력자)는 생각만으로 물체에 일정한 물리적·화학적 변화를 줄 수가 있다.

의식, 특히 잠재의식의 깊은 속에 참된 내 마음이 있다 (따라서 마음도 일종의 물질이라고 보아도 좋을 것이다). 그 깊은 잠재의식 속으로 들어가기 위해서는 반드시 센터링이 되어야 한다.

센터링은 잠재의식의 깊은 세계 안에 있는 참된 내 마음, '진정한 나'를 찾는 길이다. 또한 그것은 나의 신성(神性: 진면목) 및 진정한 내가 있는 곳을 찾고, 참된 내 마음을 아는 공부이다.

4. 센터링의 효과

1) 센터링의 효과

각종 성인병을 치유하는 센터링

센터링의 놀라운 효과가 실생활이나 여러 임상실험에 의해 과학적으로 속속들이 밝혀지고 있다. 특히 센터링 호흡법은 현대병의 치료에도 크게 공헌하고 있다.

우리나라에도 급격하게 만연하고 있는 현대병인 고혈압, 심근경색, 협심증, 뇌졸중, 암, 노이로제 등의 원인은 여러 가지가 있으나 가장 중요한 원인은 스트레스이다.

그런데 우리가 센터링을 수련하다 보면 스트레스를 겸허하게 받아들여서 삶의 원동력으로 승화시킬 수 있는 힘이 생기고, 마음의 평정을 되찾을 수 있게 된다. 따라서 신경성 위장장애 같은 증상이 신기할 만큼 말끔히 사라진다. 심근경색이나 협심증도 스트레스가 많은 사람들에게 흔히 나타나는 증세인데, 이것 역시 센터링 호흡법으로 예민한 신경이 안정을 찾음으로써 증세의 소멸현상이 나타난다.

센터링 중에는 혈압도 정상화된다. 서울대학교 공과대학 교수를 영임한 박희선 박사의 『생활참선』(1999)이라는 책에 따르면 심장 확장 시 1분에 약 5회 가량, 수축 시에는 약 10회 가량으로, 평균 15회 가량 혈압이 떨어지는 것으로 나타났다.

암(癌)은 가장 무서운 성인병의 하나로, 정상세포가 암세포로 변해 가는 질환이다. 이를 예방하기 위해서는 혈액 순환을 촉진시키고 발암물질을 멀리해야 한다. 암세포는 산소를 싫어한다는 의학적 견해에 따라 호흡을 통해 혈중 산소량을 증가시키고 혈류를 원활하게 촉진시키는 것이 중요하다.

센터링 중에는 혈중 산소 소비량이 현저히 떨어져 혈중 이산화탄소량과의 균형이 항상 일정하게 유지된다. 이는 암의 예방과 치료에 센터링이 큰 도움이 된다는 것을 의미한다.

또한 센터링은 전신활동을 정상으로 회복시키고 엔돌핀의 분비를 촉진해 육체의 고통을 완화시켜 준다. 엔돌핀의 효과는 국내에도 널리 알려져 한때 유행어처럼 쓰인 적도 있다. 혈액 가운데 엔돌핀 성분이 많은 사람일수록 고통을 적게 느낀다고 한다. 이것은 우리의 장수(長壽)를 위해서 꼭 필요한 요소이기도 하다.

센터링의 정신적 · 육체적 효과

센터링을 수행할 때 얻을 수 있는 효과는 크게 신체적인 면과 정신적인 면이 있다. 신체적 효과로는 스트레스 해소, 질병에 대한 저항력 · 자연 치유력 강화 및 건강 증진, 만성 피로감 해소 등이 있다. 아울러 피부 노화가 방지되고 지방이 쉽게 분해되어 미용 효과도 크다.

정신적 효과로는 자기관리 능력과 집중력 및 잠재능력 향상, 심리적 안정, 삶에 대한 자신(自信)과 여유, 자아완성 및 인간관계 향상 등이 있다.

2) 센터링의 장점

아무리 몸에 좋은 보약이라도 먹기가 좋아야 하며, 건강비방도 장소와 비용에 제약을 받지 않고 손쉽게 실행할 수 있어야 소기의 효과를 거둘 수 있다. 센터링은 다음과 같은 많은 장점이 있어서 일상생활 중에 쉽게 수련(생활화)할 수 있다.

시간의 제약을 받지 않는다

불과 1, 2분의 수련으로도 그 효과를 체험할 수 있으며, 다른 일을 하면서도 동시에 센터링이 가능하다. 센터링 상태로 일을 하면 피로감이 없고 능률이 크게 오른다.

공간의 제약을 받지 않는다

센터링은 언제 어디서나 – 가정이나 직장, 보행 중이나 운전 중, 휴식 중이나 취침 중 – 수행이 가능하다. 자리에 앉거나 누워서도 할 수 있으며, 걷거나 서 있을 때도 센터링을 할 수 있다. 심지어 복잡한 전철이나 버스 안에서도 얼마든지 센터링이 가능하다.

누구나 쉽게 할 수 있다

나이의 제한 없이 남녀노소 누구나 쉽게 센터링을 할 수 있다. 어린이나 노인뿐 아니라 거동이 불편한 환자도 센터링이 얼마든지 가능하다. 이를 통해 누구나 완전한 건강과 마음의 평화를 얻을 수 있다.

비용 부담이 없다

값비싼 건강식품이나 보약과 달리 센터링은 일단 배우고 나면 아무런 비용이 들지 않는다. 다만 수시로 틈틈이 실천하기만 하면 된다.

이 책을 통해 센터링 수행방법을 습득하면 저렴한 경비로 평생 건강을 보장받을 수 있으며, 1회만 센터링 워크숍에 참석해도 평생 수행할 수 있는 비법을 쉽게 체득할 수 있다.

부대 시설이 필요 없다

대다수 운동이나 스포츠 활동에는 그에 필요한 복장과 시설이 필요하다. 축구만 해도 축구공과 축구화, 운동장이 있어야 하며, 조깅을 하려 해도 달릴 수 있는 공간이 필요하다.

그러나 센터링을 하기 위해서는 아무런 시설이나 도구가 필요치 않으며, 어떠한 복장이든지 간편하게 센터링이 가능하다.

5. 센터링과 성공비법

정보화 시대를 맞이하여 소위 성공학에 관한 책들이 시중에 크게 범람하고 있다. 그러나 그 내용을 비교해 보면 대동소이하며, 오히려 오해나 혼돈을 일으키는 경우도 많이 있다.

성공비법 중에 특히 유명한 것으로 〈하버드 성공 8계명〉이 있다. 이것은 하버드 대학교의 석학들이 체계적으로 정리한 것으로, 그 내용은 간단하지만 그대로 실천하기만 한다면 반드시 큰 성공을 거둘 수 있다. 간략하게 그 내용을 소개하면 다음과 같다.

1) 하버드 성공 8계명

목표를 분명히 설정하라

대부분의 사람은 목표 없이 부평초(浮萍草) 같은 삶을 살고 있다. 유명한 저술가 나폴레옹 힐(Napoleon Hill)은

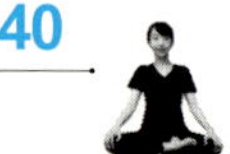

'현대인의 99%가 목표 없는 삶을 사는 것이 현대의 가장 큰 비극이다.' 라고 하였다. 인생의 목표를 분명히 하고 비전을 갖고 산다는 것은 성공의 첫 번째 단추이다.

설정된 목표가 알맞은가를 평가·확인하라

만약 터무니없는 목표를 세운다면 이는 탁상공론에 불과할 것이다. 따라서 자기 자신에 맞는 목표를 평가·확인하는 것이 중요하다.

자신의 장단점을 분명히 파악하라

사람은 성인군자가 아닌 다음에야 장단점이 모두 있게 마련이다. 문제는 그것의 관리이다. 자신의 장점은 계속 키워 나가야겠지만 단점은 과감하게 없애도록 노력해야 한다.

목표를 향한 방법을 명확히 강구하고, 더 열심히 일하라

목표가 설정되고 장단점을 안 이상, 목표를 향한 방법을 명확히 강구하고 일을 더 열심히 해야 한다. 그리고 자기가 가야 할 목표와 방법을 안 다음에는 자기 일에 미쳐야 한다. 모든 성공한 사람들은 대부분 자기 일에 미쳤던 사람들이다.

계획된 일을 계획된 시간 안에 처리하라

오늘 할 일을 내일로 과감히 미루는 사람들은 결코 성공할 수 없다. 하루 3분 센터링 수련계획을 세웠다면 반드시 실천하여야만 소기의 성과를 거둘 수 있다.

장애물을 극복하라

목표를 수립하고 열심히 정진하더라도 의외의 장애물을 만나기 쉽다. 가장 큰 적은 남이 아닌 바로 자기 자신이다. 자기 자신과의 싸움에서 승리해야 한다.

고정관념에서 탈피하라

의외로 젊은 사람들도 고정관념에 사로잡혀 있는 경우

가 많다. 사고의 폭을 넓게 하고, 가능한 방법을 다양하게 모색하다 보면 고정관념을 탈피할 수 있다.

조그만 단계를 거칠 때마다
스스로 성공을 믿고 자신을 가져라

사람은 성공하기 위해 태어났다. 인간의 출생 과정을 보면 부모의 사랑에 의해 탄생할 당시 생리학적으로 수억 대 일의 경쟁을 뚫었기에 탄생이 가능했던 것이다. 이처럼 모든 사람들은 성공하기 위하여 태어났으므로 작은 단계를 거칠 때마다 스스로 인정하고 성공에 대한 확신을 가져야 한다.

2) 센터링 성공법(You 성공법)

제주도 방언으로 '뒈게시리'라는 정겨운 말이 있다. 이 말은 '되는 방향으로'라는 의미이다. 성공의 비법은 바로 이 개념에 모두 함축되어 있다고 할 수 있다.

〈센터링 성공법〉은 이 개념을 바탕으로 우리의 잠재의

식을 변화시키는 센터링의 원리에 의해 만들어진 것이다. 이 성공법에는 심오한 에너지의 작용 메커니즘이 내재해 있다. 그러면서 매우 간단하고 실천 또한 용이하다. 성공을 꿈꾸는 독자의 많은 활용을 바란다.

되게시리 생각하라(positive thinking)

매사를 긍정적인 방향으로 생각한다면 반드시 좋은 방안을 찾아낼 수 있을 것이다.

되게시리 말하라(positive speaking)

부정적인 말을 자주 하면 부정적 인생을 만들어 나가게 된다. 긍정적인 대화를 하면 의외의 결과를 얻을 수 있다. '칭찬은 고래도 춤추게 한다.'는 말처럼 언제나 긍정적인 대화를 하는 것이 중요하다.

되게시리 행동하라(positive action)

설혹 어려운 일을 당하더라도 처진 행동, 비굴한 행동은

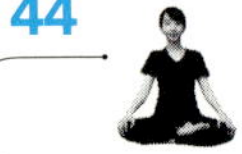

삼가해야 한다. 이는 문제를 더욱 어렵게 만들 뿐이다. 항상 겸손하면서도 당당한 자세를 지니는 것이 지름길이다.

3) 비전과 센터링의 링크

〈센터링 성공법〉을 〈하버드 성공 8계명〉과 함께 우리의 일상 속에서 실천해 보자. 반드시 가까운 시일 안에 자신이 바라는 성공을 이룰 수 있을 것이다.

특히 이를 센터링과 연결하면 더욱 효과가 있다. 그 구체적인 방법은 센터링을 할 때마다 자신의 비전(vision)을 항상 마음속에 떠올리는 것이다(구체적인 센터링의 방법에 대해서는 2부의 내용을 참조할 것).

그렇게 하면 비전과 센터링이 완벽하게 링크가 된다. 그리하여 우리의 깊은 잠재의식에 그 정보가 입력되기 시작한다. 마침내 완벽한 입력이 이루어졌을 때 우리는 엄청난 성공의 결과를 체험하게 될 것이다.

2 센터링의 전통

모든 철학과 사상, 그리고 유교·불교·도교·기독교 등 모든 종교의 핵심 메시지는 센터링이다. 기도·명상·참선·고행 등 전통적인 모든 수행법의 목적도 바로 센터링이다.

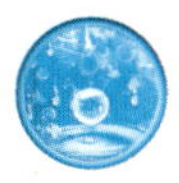

1. 각 종교의 센터링

고대로부터 내려오는 전통 수행법들, 모든 종교와 수행법의 요체(要諦)는 바로 센터링(centering)이다. 즉, 21세기의 생활 수행법인 센터링은 이들 모두를 포괄하는 개념이다. 각 종교에서 전하는 센터링의 메시지를 알아 보자.

1) 유가의 센터링

유가(儒家)에서 가르치는 핵심은 '센터링'이라는 한마디로 요약할 수 있다. 유가에서는 '수기치인(修己治人)', 즉 나를 먼저 닦고 나서 남을 다스려야 함을 말하고 있다. 이는 올바른 인간관계나 리더십(leadership)의 조건으로 먼저 자신이 센터링이 되어야 함을 역설한 것이다.

또한 유가에서는 마음을 바르게 하는 정심(正心)을 강조하고 있다. 즉, 가정을 이끌어 가는 일과 나아가 나라를 다스리고 천하를 평정하는 일을 하기 위해서는 먼저 자신의 몸을 닦는 수신(修身)이 되어야 하고(修身齊家治國平天下), 그러기 위해서는 정심(正心)이 필요하다는 것이다. 그리고 그 구체적인 내용으로 사물의 본질을 꿰뚫는 '격물치지(格物致知)'가 되어야 한다고 했다. 이 정심이야말로 센터링의 정의라고 할 수 있다.

특히 유가에서 강조하는 중용의 철학은 바로 센터링의 핵심이기도 하다. 『중용(中庸)』이라는 책에서는 희노애락이 발하지 않은 상태를 일러 '중(中)'이라고 했다(喜怒哀樂

之未發謂之中). 그리고 이는 천하의 대본(天下之大本)이라는 것이다. 이처럼 진정한 센터링의 상태는 희노애락의 감정조차 일어날 수 없는 절대의 영역으로, 만물의 근본자리이다.

2) 불교의 센터링

불가의 메시지도 결국 센터링이라고 할 수 있다. 우리는 불상(佛像)의 몸짓만 봐도 이를 잘 알 수 있다. 흔히 사찰(절)에서 보게 되는 부처님의 모습은 한 손을 단전에 대고, 다른 손으로 지환(指環)을 만들어 보이며 무언의 메시지를 전하고 있다. 그 메시지는 무엇일까? 이는 바로 "센터링이 최고니라. 그게 바로 깨달음이요, 해탈이니라." 하는 말씀이 아니겠는가.

불가에서 구체적인 참선(參禪) 수행법으로 강조하는 '회광반조(廻光返照)'도 바로 센터링이다. 이는 우리를 미혹시켜 바깥세계로 끌고 가려는 육적(六賊: 眼耳鼻舌身意)의 문을 닫아 걸고(閉六賊門), 삼독심(三毒心: 貪瞋痴)을 끊어(斷

三毒心) 자신의 내면을 응시하라는 것이니 바로 센터링의 핵심기법이라 할 수 있다.

특히 '천상천하유아독존(天上天下唯我獨尊)'이라는 말에도 잘 나타나 있듯이 불가에서는 '무아(無我＝絶對我)'를 강조한다. 이는 곧 열반(涅槃)·해탈(解脫)이요 무심(無心)의 상태, 완전한 센터링의 상태이다. 또한 '직지인심(直旨人心)이면 견성성불(見性成佛)'이라는 유명한 말도 센터링이 되면 그것이 곧 깨달음이요 부처라는 의미이다.

3) 도가의 센터링

도가의 핵심 사상도 센터링이다. 도가에서는 '원시반본(遠始返本)', '귀근(歸根)'을 강조하고 있다. 그렇다면 우리가 돌아가야 할 본(本)이나 근(根)은 어디일까? 이는 결코 유형의 세계가 아니며, 바로 우리 내면에 있는 센터링일 수밖에 없다.

또한 도가에서는 수행법으로 '내시반관(內視返觀)'을 얘기하고 있는데, 이도 또한 센터링의 핵심기법이다. 특히 고요한 가운데 깨어 있다는 '적적성성(寂寂惺惺)'의 상태는 잠들지 않고 깨어 있는 가운데 뇌파가 내려가 깊이 센터링이 된 상태를 일컫는 말이다.

흔히 도가에서 말하는 '무위(無爲)'의 법칙이란 아무 것도 하지 않고 방임하는 것으로 잘못 알기 쉽다. 그러나 무위란 그런 것이 아니다. 이는 인간의 능력이나 어떠한 슈퍼컴퓨터로도 계측하기 어려운, 센터링 상태에서 이루어지는 초지성의 작용을 말하고 있는 것이다.

4) 기독교의 센터링

성경의 내용을 살펴보면 예수 그리스도의 핵심 메시지 또한 센터링임을 알 수 있다. 산상수훈(山上垂訓)에서 예수는 "마음이 가난한 자는 복이 있다. 천국이 그들의 것이다……." 라고 하였다. 예수가 강조한 '가난한마음'이라는 무엇일까? 이는 바로 무욕(無慾)·무심(無心)의 상태, 즉 센터링을 의미한다.

또한 '너희 안에 하나님 나라가 있다'(누가 17:21)고 하였으며, '하늘에 계신 너희 아버지가 완전하신 것처럼 너희도 완전하라'(마태 5:48)고 하였다. 마침내 '나는 길이요, 진리요, 생명'(요한 14:6)임을 선언하였다. 이는 바로 센터링을 극적으로 설명하고 있는 예수의 가장 위대한 메시지이다. 누구나 센터링이 되어서 자기 자신의 내부에 길이 있고 진리가 있고 생명이 있음을 깨달으라는 말씀이니, 바로 센터링 자체가 아닐 수 없다.

또한 예수께서는 '늘 깨어 있으라.'고 했는데, 이 역시 적적성성의 센터링 상태를 강조한 것이다.

2. 우리의 전통문화와 센터링

1) 천부경, 동학과 센터링

우리의 전통문화도 오래 전부터 센터링을 강조했으며, 센터링과 관계가 깊다. 우리 민족의 옛 경전인『천부경(天符經)』에는 다음과 같은 글이 적혀 있다.

용변부동본(用變不動本):

쓰임은 바뀌어도 근본은 바뀌지 않는다.

본심본(本心本):

원래 마음이 근본이다.

태양앙명인중천지일(太陽昴明人中天地一):

사람 안에 큰 별이 높이 밝으니 하늘과 땅이 하나된다.

이 글을 읽어 보면 천부경의 핵심 메시지는 바로 센터링임을 알 수 있다.

또한 동학(東學)의 가르침인 '인내천(人乃天)'의 의미는 어떠한가? 이 역시 누구나 센터링이 되면 우주만물의 주인공임을 역설한 것이다. 따라서 우리 모두 센터링이 되어야 하며, 나 자신과 다른 사람들 내부에 깃든 하느님(절대신성, 참나)을 섬겨야 하는 것(事人如天)은 자명한 이치일 것이다.

2) 우리 속담과 센터링

우리 속담에도 센터링의 메시지가 담긴 것이 많이 있다. '호랑이에 물려 가도(혹은 물에 빠져도) 정신만 차리면 산다.'는 속담은 바로 센터링의 효능을 설파한 말이다. 센터링이 되면 호랑이가 물어 가거나 깊은 물에 빠져도 살 길이 열린다는 것이다.

'민심(民心)이 천심(天心)'이라는 말도 센터링의 위력과 본질을 일깨우는 말이다. '지성(至誠)이면 감천(感天)'이라는 말이나 '정신일도하사불성(精神一到何事不成)'이라는 유명한 격언도 우리가 센터링이 되면 이루지 못하는 일이 없다는 센터링의 메시지 아닌가.

예로부터 우리 조상들은 충(忠)을 특히 강조하였는데, 이 글자는 '중심(中心)'이라는 글자를 합한 것이니 이 또한 센터링을 의미한다. 즉, 마음의 중심에는 다름 아닌 충성스런 마음, 충실한마음, 지극 정성이 들어 있어야 한다는 것이다.

3. 전통적인 센터링 기법

1) 각 종교의 센터링 수련 방법

지금도 여러 종교에서는 명상(묵상)과 기도, 참선(參禪) 그리고 염결(念訣: 진언, 독경) 등의 수행을 실시하고 있다. 이는 바로 센터링이 되기 위한 주요한 기법들이다.

아울러 각 종교의 수행자들은 108배(拜), 1000배 등의 배례(拜禮)나 단식(斷食), 묵언(默言), 철야 용맹정진 등 여러 가지 고행(苦行)을 하고 있다. 이러한 고행 역시 방만한 우리의 심신을 제어함으로써 깊은 센터링(정신통일, 無心)에 도달하기 위해 실시하는 매우 중요한 수행법들이다.

지난 2003년, 국내의 종교인들이 새만금 간척사업에 반대하는 3보1배의 고행을 서울까지 걸어오며 한 적이 있다. 국민과 정부가 환경문제에 눈을 뜨도록 하기 위해 그들은 스스로 뼈를 깎는 고행을 솔선함으로써 일종의 집단 센터링을 도모했던 것이라고 볼 수 있다.

아마도 이 분야의 선구적 인물은 인도의 독립운동가인

마하트마 간디일 것이다. 그가 한번 단식투쟁을 시작하면 온 인도가 동요하였으며 대영제국이 가장 두려워할 만큼 엄청난 센터링의 효과가 있었다.

2) 요가, 명상, 기공과 센터링

지난 90년대부터 우리나라를 비롯한 전세계에서 요가와 기공, 명상 붐이 크게 일어나 소위 '수행(修行)의 문화'가 세계적으로 정착되어 가고 있다. 원래 요가와 기공은 힌두교, 불교, 도교 등 전통종교의 수행법을 현대화·대중화한 것이다. 그리고 최근 크게 유행하는 명상법들은 대부분 요가와 선(禪)에서 유래한 것들이다.

요가와 기공은 서로 뿌리는 달라도 모두 동양의 고대 수행자들(센터링의 선조들)이 체계화한 중요한 센터링 기법이다. 사실 요가는 인도식 기공이며, 기공은 우리나라나 중국식 요가라고 할 수 있다.

센터링은 요가와 기공을 비롯해 제반 명상법, 수행법을 모두 포괄하는 첨단의 개념이다. 이들 공법을 바탕으로 현대 지식사회에 맞도록 보다 정교하고 용이하게, 한 단계 향상된 생활 속의 수행법으로 체계화된 것이 바로 센터링이다.

따라서 요가와 기공은 일종의 센터링 수행법이며, 센터링은 보다 현대화된 수행법이다. 센터링은 이들 제 수련법으로부터 많은 정보를 얻고 있다. 이들 또한 발전을 위해 센터링으로부터 과학화 · 대중화를 위한 아이디어를 벤치마킹하는 것이 필요하다.

3 센터링의 수련방법

호흡은 생명의 본질이며 센터링의 요체이다. 고요히 호흡을 조절하는 것만으로 우리는 센터링을 체험하게 되며, 무한한 잠재능력을 이끌어 낼 수 있다.

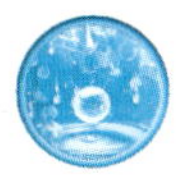

1. 호흡의 의미

1) 호흡의 중요성

인간의 생명은 숨을 쉬는 데서 시작하여 숨이 그치는 것으로 종말을 고한다. 산다(生: 삶)는 것은 호흡(息: 숨)하는 것이기에 '삶'과 '숨'은 동의어이다. 우리는 매일 매 순간

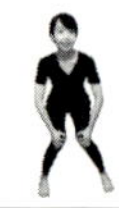

숨을 쉬고 있으면서도 올바른 호흡법을 잘 모르고 있으며, 호흡의 중요성을 제대로 알지 못한다.

잠시 숨을 멈추고 코를 막은 후 가만히 참아 보자. 불과 1분이 채 안 돼서 호흡의 중요성을 실감하게 될 것이다. 인간의 생존에 근본적으로 필요한 것은 호흡이다. 밥은 수십 일을 먹지 않더라도 살 수 있고, 물은 며칠을 안 먹어도 살 수 있다. 하지만 호흡은 불과 1분만 하지 않아도 고통을 느끼며, 그 이상 멈추면 곧 질식하고 만다.

호흡은 공기 중의 산소를 흡입해 세포조직 안에서 산화작용을 하고, 그에 따라 에너지를 만들어 낸 후 탄산가스를 배출하는 현상이다. 나아가 호흡은 우주의 동식물이 자신의 본질과 똑같은 우주 에너지(氣)에 끊임없이 합일(合一)·동화(同和)되는 현상이다. 다시 말하면 인간은 생겨날 때부터 우주 에너지로 이루어진 생명체이므로 비록 독립적인 개체라도 기적(氣的)으로는 항상 본질적 본체(本體)인 우주 에너지와 교류·동화·합일·연결하여 그 생을 영위하고 있다. 이 신비한 작용이 바로 호흡(呼吸)이다.

모태 내에서 인간이 형성될 때는 배꼽 부위부터 세포분열이 시작된다. 만약 인간이 생겨난 경로로 환원한다면 겨자씨 같은 배꼽 부위의 원시 형태로 돌아가게 될 것이다. 그러므로 배꼽 부위(단전)가 인간의 제일 중심이요, 또 시초인 본고장이라 할 수 있다. 우리가 호흡을 통해 기(에너지)를 하단전 한 곳으로 집결시키는 것은 곧 기(에너지)가 생리적으로 완전통일이 됨을 뜻한다.

2) 호흡의 의미

전통 수련법에서 가장 많이 강조되고 있는 것이 바로 호흡이다. 센터링 수련에서 가장 중요한 것도 또한 호흡이다. 호흡의 의미를 아는 것은 에너지의 흐름과 우주관을 체득하는 것이기도 하다.

유명한 인도의 명상가 라즈니쉬(Rajneesh)는 호흡의 의미를 이렇게 말했다.

"호흡(숨)과 삶은 동의어이다. 호흡은 나 자신과 육체의 교량 역할을 할 뿐만 아니라 한 인간의 존재와 우주와의 교량 역할도 한다. 호흡이 깊어질수록 생명의 심층에 닿는다."

호흡은 심신의 건강뿐 아니라 생명의 본질과 관련이 깊으며 깨달음과도 직결된다. 따라서 호흡을 조절·통제하는 것은 매우 중요한 수련으로, 예로부터 고도의 수행법으로 활용되었다.

20세기의 위대한 수행자인 인도의 요가난다(Yogananda)는 호흡 수련에 대해 이렇게 말했다.

"폐, 심장의 활동을 침묵시킴으로써 프라나(氣)의 추가적 공급을 확보하여 육체 내의 부패현상이 중지되고 생명력이 고양된다."

"호흡과 마음의 파동을 정지시키면 창조세계의 다양한 파도가 하나의 빛의 바다로 용해된다."

"자기 의지로 '무호흡 상태(sabikalpa samadi)'에 들어가는 능력을 얻고 '불변의 기쁨(ninbikalpa samadi)'에 도달함으로써 (수행자는) 우주의 이원적 환영, 즉 마야의 세계를 정복하게 된다."

2. 센터링 호흡법

1) 단전호흡의 방법

일반에 알려진 호흡법에는 300여 가지가 있으며, 이는 크게 흉식(胸式)호흡, 복식(腹式)호흡으로 나뉜다. 특히 복식호흡의 일종인 단전호흡은 선가(仙家)·도가(道家)에서 많이 실시하였으며, 가장 합리적인 최상의 호흡법이다. 단전호흡을 하면 건강에 매우 좋을 뿐 아니라 늘 내면의 평화를 유지할 수 있게 된다.

단전호흡의 구체적인 방법에 대해서는 『고전벽서(古傳壁書)』에서 다음과 같이 설명하고 있다.

무릇 단전호흡은 만 가지 법의 근본이니, 그 수련을 어찌 잊을쏘냐? 그 요체를 요약하면 화기애애한 기상과 여유 있는 태도로 전신을 쭉 펴고 숨을 들이마신 후에 활달한 기분으로 숨을 토하는 것이니라. 한 번 마시고 토할 때마다 반드시 하단전에 의념으로 힘을 주고, 그 흡입한 기(氣)가 전신을 따라 돌게 해야 하느니라.

비유해서 말하면 허리는 하늘 기둥을 위로 뽑듯이 하고, 배로는 지축(地軸)을 누르듯이 하라. 한 번 움직이고 멈출 때마다 의념(意念)으로 단전을 잘 지켜야 한다. 그러면 신기하고 오묘한 지혜가 샘솟듯 하리라. 이것이 면면히 전해 오는 선인(仙人)의 정통비법이니라.

(夫丹田呼吸者 萬法之本也, 豈不念修乎, 略言其要曰, 以怡然氣像, 悠然以吸氣豁然作呼, 一吸一呼必期念力 下丹田, 週廻全身要之要也. 譬如腰拔天柱, 腹壓地軸, 一動一靜 意守臍心正宮, 神機妙算, 層生疊出, 此實 綿綿相傳之正統 仙人之秘法也.)

2) 센터링 호흡법

센터링 호흡

센터링 호흡법은 종래의 단전호흡법을 한 단계 발전시켜 보다 편안하게 하는 호흡으로, 이를 통해 센터링으로 유도하게 된다. 센터링 호흡의 방법은 다음과 같다.

호흡은 단전(센터)의 운동과 일치시키되 무리하게 단전을 움직이지 말고 자연스럽게 한다. 이때, 대체로 마시고

(吸), 멈추고(止), 토하고(呼), 멈추는(止) 4단계 과정으로 나누어서 호흡을 하되, 억지로 호흡 단계를 나누지 말고 부드럽고 자연스럽게 하면 된다.

먼저 숨을 들이마심과 동시에 아랫배를 밖으로 내밀어 단전 부위를 자연스럽게 부풀린다. 동시에 어깨, 가슴의 긴장을 풀어서 어느 부위에도 무리한 힘이 들어가지 않도록 해야 한다. 아울러 어깨나 가슴, 윗배(배꼽 윗부분)는 움직이지 않도록 유의해야 한다. 숨을 최대한 마신 상태에서도 계속 숨을 들이마시며 우주 에너지가 단전으로 계속 들어온다는 의념을 갖도록 한다.

그리고 다시 서서히 숨을 토한다. 마시는 숨과 마찬가지로 토하는 숨도 고요한 상태가 계속 유지되어야 한다. 숨을 토함과 동시에 단전을 자연스럽게 안으로 당겨서 약간 압축시킨다. 숨을 다 토했어도 계속 숨을 토한다는 의념으로 몸 안의 탁기(濁氣)가 모두 배출되는 것을 느낀다. 그리고 나서 다시 서서히 숨을 마신다.

이렇게 호흡을 하다 보면 점차 4과정의 구분이 거의 없

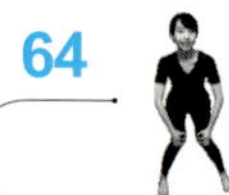

을 정도로 호흡이 미미하고 면면하여 끊기지 않는 가운데 스스로 미묘한 상태에 이르게 된다. 동시에 단전으로 많은 에너지가 모이는 것을 느낄 수 있다.

센터링 호흡의 요체는 지극히 고요하고 자연스러운 호흡이다. 그 요령은 자신의 숨소리가 자신의 귀에 전혀 들리지 않을 정도로 고요한 상태를 유지하면 된다. 옛 사람들은 새의 깃털을 코끝에 갖다 대었을 때, 털끝만큼도 미동이 없도록 하라고 하였다. 그러면 호흡은 저절로 가늘고 (細), 고르며(均), 길고(長), 깊어지게(深) 된다.

모든 호흡은 반드시 코로만 하며, 특별한 경우가 아니면 입으로 숨을 쉬어서는 안 된다. 의념은 계속 단전(센터)에 집중한다.

센터링 호흡을 하면서 일을 해 보자. 그러면 피로감이 줄고 집중력이 높아져 일에 깊이 몰두할 수 있다. 아울러 능률도 크게 오른다. 누워서 잠을 자거나 운전을 하거나 사람들과 대화를 할 때도 센터링 호흡을 하면 좋다.

출장식 호흡

초보자의 경우에 센터링 호흡에 숙달이 되려면 수시로 연습을 하는 것이 좋다. 특히 나이가 많은 사람은 단전의 기능이 약해져서 호흡이 짧고 심호흡을 하기가 쉽지 않으므로 일정 기간 꾸준히 연습해야 한다. 하지만 일단 센터링 호흡에 익숙해지면, 특별한 신경을 쓰지 않아도 일상생활 중에 저절로 센터링 호흡을 할 수 있게 된다.

특히 초보자는 호흡을 할 때 토하는 숨에만 신경 써서 가급적 길게 토하도록 조절해 보자. 그러면 그에 따라 마시는 호흡도 저절로 길어지게 된다. 이렇게 토하는 호흡을 길게 조절하는 것을 출장식(出長式) 호흡이라 한다.

3. 호흡과 잠재능력 개발

1) 잠재능력 개발과 극기

앞에서 말했듯이 대부분의 사람은 기억용량의 3~5%

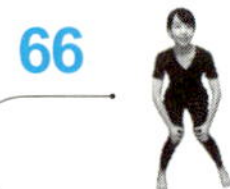

밖에 사용하지 못하고 인생을 마친다. 하지만 우리가 수시로 센터링 호흡을 한다면 보다 많은 잠재능력을 개발해 낼 수 있을 것이다.

만약에 우리가 잠을 안 자고 24시간 일을 한다면 얼마나 많은 일을 할 수 있겠는가? 앞에 〈하버드 성공 8계명〉에서도 성공을 하려면 그 일에 미치라고 했다. 만약에 우리가 밤낮으로 잠을 안 자고 일이나 공부에 몰두한다면 이루지 못할 일이 없을 것이다.

잠에 대해 생각해 보자. 일반인은 하루에 5시간 이상 규칙적인 수면을 취하는 것이 건강의 필수조건이라고 생각한다. 그러나 사실 고정관념일 뿐이다. 잠을 거의 안 자고도 얼마든지 건강을 유지하며 많은 일을 할 수 있다.

나폴레옹과 영국의 대처 수상은 하루 3시간밖에 잠을 안 잔 것으로 유명하다. 성철 스님은 자리에 눕지 않는 장좌불와(長坐不臥) 수련을 무려 8년간 하였다. 저자도 10일 이상 잠을 안 자며 수행을 해 본 적이 있는데 오히려 건강이 훨씬 더 좋아졌다.

이러한 극기(克己)는 우리 스스로 고정관념을 버리고 센터링 호흡을 하면 얼마든지 가능하다. 극기가 될수록 우리는 내면에 충만한 자신감을 갖게 되어 심신의 건강이 크게 증진된다. 따라서 무릇 성공을 꿈꾸고 잠재능력을 개발하려는 사람은 센터링 호흡부터 해야 한다.

2) 특이공능과 센터링

인간의 잠재능력은 실로 무한하다는 사실을 우리는 알아야 한다. 저자는 몇 년 전 중국에서 특이공능(特異功能: 초능력)으로 유명한 김정순(金貞順) 선생을 만났을 때, 선생께서 원격(비행기로 2시간 거리)으로 서울에 있는 모 인사의 질병을 정확히 진찰하는 과정을 목격한 일이 있다. 선생의 말로는 원래 모든 사람에게 이러한 능력 이상의 능력이 다 있다고 한다. 다만 이를 개발하지 않았을 뿐이라는 것이다.

기공과학에서는 인간의 특이공능을 크게 초상감각능력(후각, 청각 등), 초상생리능력(격파 등), 초감지각능력(투시

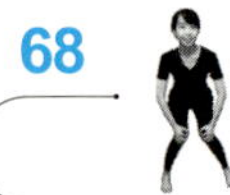

등), 사유전감(저주 등), 경신법(축지, 부양 등), 예측능력(예언) 등 14종류로 구분하고 있다. 우리는 이러한 능력의 몇 %나 활용하고 있을까?

센터링을 통해 우리는 잠재능력의 첫 단계부터 마침내 가장 깊은 4단계인 진정한 깨달음, 완전한 해탈의 상태에까지 도달할 수 있다.

우리가 지속적인 센터링 호흡을 통해 기를 센터(단전)로 집결시키면 기는 스스로 길(經絡)을 열고 전신으로 돌게 된다. 이러한 센터링 수련이 계속되면 마침내 무애(無礙)·무아(無我)의 경지에 이르면서 완전한 정신일도(精神一到)가 되어 무한한 잠재능력을 자유자재로 이끌어 낼 수 있게 된다.

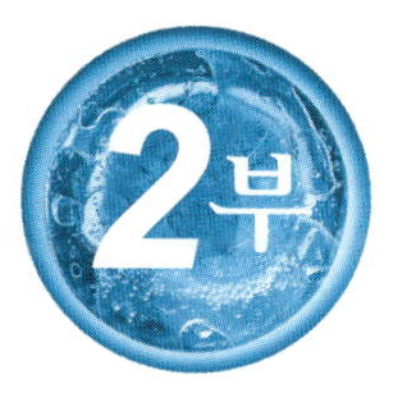

2부

센터링의 생활화

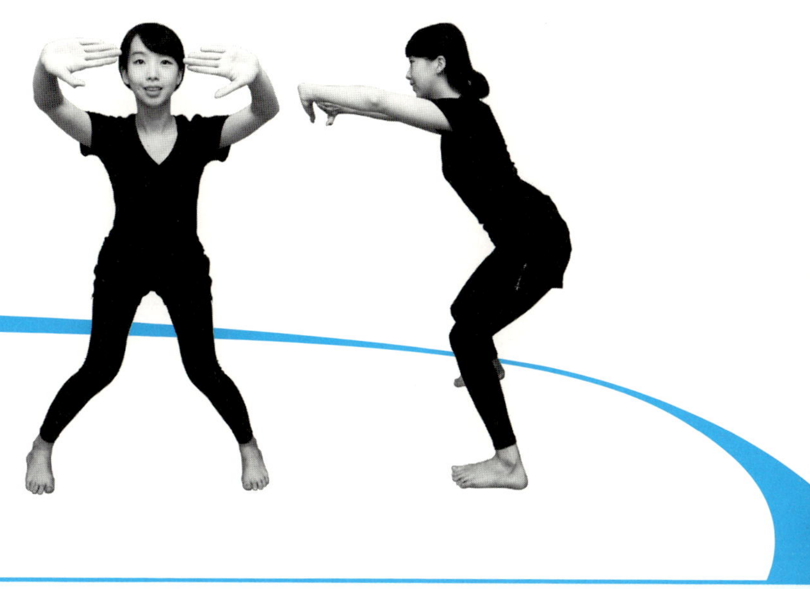

무엇이든 핵심(核心)을 알아야 한다.
코뚜레를 잡으면 힘센 황소도 쉽게 끌고 갈 수 있고,
급소를 치면 천하장사도 손가락 하나로 쓰러진다.
병(病)도 병근(病根)을 뽑아야 완전히 치유된다.
수행도 일도 핵심을 틀어쥐면 쉽게 이루어진다.
길은 안에 있다.
안으로 들어가야 밖으로 통하는 지름길이 있다.
소우주의 문(門)은 대우주와 통한다.
밖에서 찾으려 들면 너무 넓고 커서 제대로 찾을 수가 없다.
안에서 찾아야 쉽게 찾고 바로 찾는다.

4 이완 센터링

최고의 집중과 에너지 동원을 위해 가장 중요한 조건은 이완(relax)이다. 관절을 풀어 주는 이완운동은 몸과 마음을 이완시켜 주고 나아가 센터링 상태에 쉽게 도달하게 해 준다.

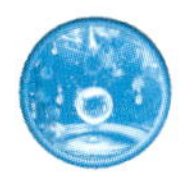

1. 이완 센터링이란

1) 이완 센터링의 의미

센터링은 유연하고 화평한 심신 상태에서 보다 잘 될 수 있다. 그러기 위해서는 몸과 마음의 이완이 필요하다. 긴장으로 굳어진 몸과 가라앉지 않은 마음으로는 센터링이 되기 어렵다.

이완 센터링이란 센터링이 용이하도록 몸과 마음의 긴장을 푸는 수련으로, 일명 '센터링 체조'라고 한다. 수시로 이완 센터링을 해서 몸과 마음의 긴장을 풀도록 하자.

2) 이완 센터링의 원리와 효과

가장 기본적인 이완 센터링은 관절운동이다. 이는 어디서든지 쉽게 할 수 있으며 뛰어난 이완 효과가 있다. 이완 센터링은 12경맥(經脈)과 기경팔맥(奇經八脈)에 자극을 주어 기(氣)와 혈(血)의 순환을 촉진하고 근육의 긴장과 피로를 풀어 주며 마음의 안정과 집중에 도움을 준다.

얼핏 단순해 보이는 관절의 원운동에는 역근법(易筋法)이라는 고도의 인체공학적·체육학적 원리가 들어 있다. 관절을 꺾는 원 운동을 통해 평소 쓰지 않는 근육까지 모두 사용하게 해 준다.

또한 관절은 주요 경맥(經脈)의 통로로 많은 혈(穴)이 집중되어 있는 부위이다. 이들 혈에 자극을 주면 막힌 경락

(經絡)이 열려 관절 부위는 물론 관련이 있는 장부(臟腑)가 함께 건강해진다.

아울러 회전운동은 기의 기본 운동방식이다. 따라서 원운동을 하게 되면 소위 '상사공진(相似共振)의 원리'에 의해 많은 에너지가 관절 부위로 모이게 된다.

3) 이완 센터링의 응용

이완 센터링을 일상생활에 활용하면 여러 가지로 도움이 된다. 일이나 공부를 시작할 때는 먼저 이완 센터링을 잠시 해 보자. 그러면 근골(筋骨)이 부드럽게 풀려서 기혈(氣血) 순환이 촉진된다. 그리고 호흡과 동작이 유연해져서 능률이 오르고 스트레스가 풀리며 건강이 증진된다. 또한 암기력, 집중력 등 지력(知力)이 증진되며, 마음의 여유가 생기고 창조적인 지혜가 열리게 된다.

피로를 느낄 때마다 이완 센터링을 해 보자. 불과 1, 2분 만에 피로가 풀리고 산뜻한 기분으로 일을 할 수 있다. 어깨, 목 등 피로를 심하게 느끼거나 불편한 부위는 몇 차례 더 집중적으로 하면 좋다.

2. 이완 센터링의 수련방법

각각의 이완 동작은 자리에 앉거나 선 자세에서 모두 할 수 있다. 다음과 같은 순서대로 하면 좋고, 바쁘면 필요한 동작만 해도 무방하다.

1) 손목 돌리기

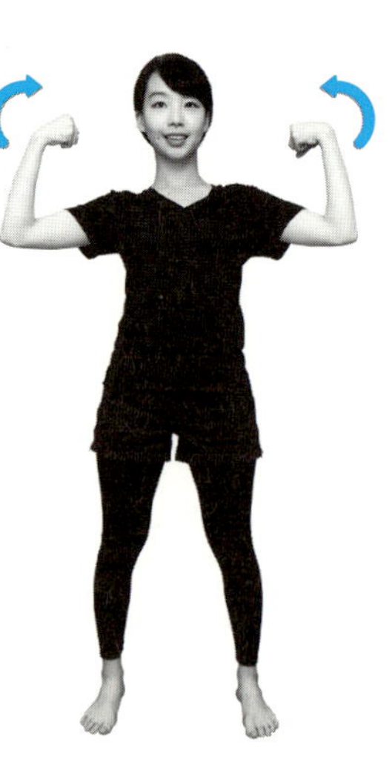

두 손을 들어 올려서 손목을 안으로 꺾는다. 손목관절에는 폐(肺), 대장(大腸), 심포(心包), 삼초(三焦), 심장(心臟), 소장(小腸)과 연결되는 6경맥(經脈)과 6요혈(要穴)이 지나가는 길목이 있다. 이곳에 충분한 자극이 느껴지도록 안쪽에서 바깥쪽으로 크게 원을 그리며 5회 돌린다. 그리고 다시 반대로 바깥쪽에서 안쪽으로 5회 돌려 준다.

2) 목 돌리기

목은 임맥(任脈), 독맥(督脈)을 비롯해 14경맥이 지나가는 요충지이다. 이 부위에 충분한 자극이 오도록 목을 오른쪽으로 많이 꺾은 후에 크게 원(圓)을 그려서 좌측으로 천천히 5회 돌린다. 그리고 다시 반대 방향으로 목을 천천히 크게 5회 돌려 준다.

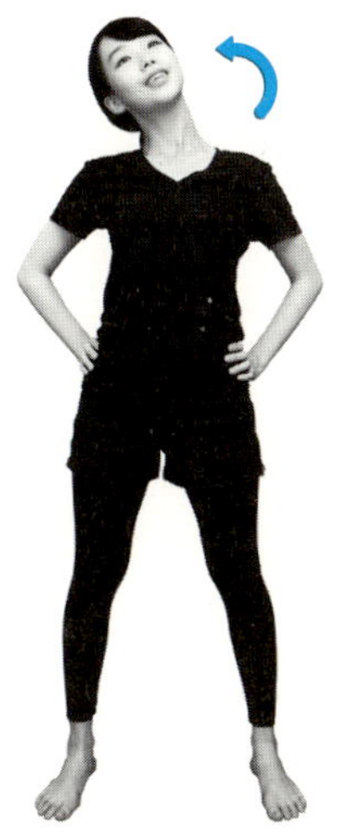

3) 어깨 돌리기

어깨는 특히 스트레스에 민감한 부위이다. 피로와 스트레스가 쌓이지 않도록 수시로 어깨를 풀어 주어야 한다.

두 손을 아래로 내리거나 무릎 위에 놓는다. 그리고 어깨를 위로 들어 올려서 충분한 자극이 오도록 뒤에서 앞으로 크게 원(圓)을 그리며 5회 돌린다. 다시 반대 방향으로 (앞에서 뒤로) 크게 원을 그리면서 5회 돌려 준다.

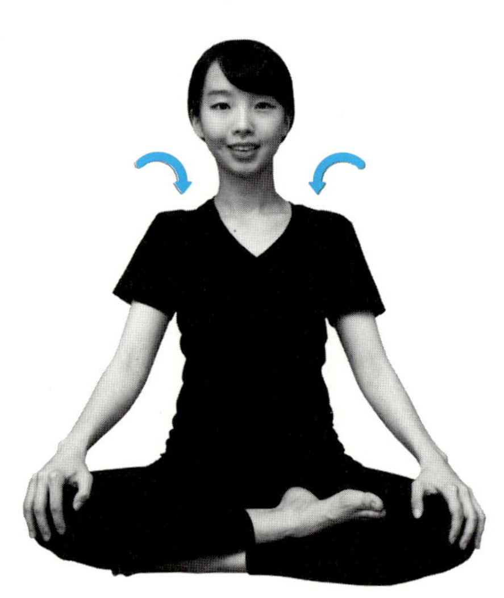

4) 발목 돌리기

발목은 비·위(脾胃), 간·담(肝膽), 신(腎)·방광(膀胱)과 관련된 경맥이 지나가는 길목이다. 이들 경맥에 충분한 자극이 오도록 왼발을 들고 발목을 꺾어서 안쪽에서 바깥쪽으로 원을 크게 그리면서 5회 돌린다. 그리고 다시 반대로 바깥쪽에서 안쪽으로 5회 돌린다.

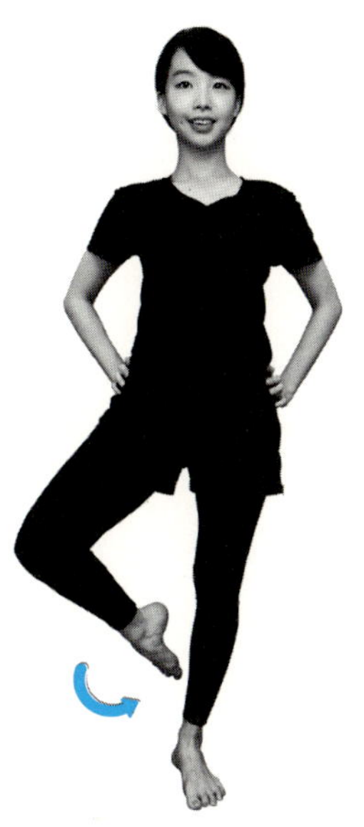

반대로 오른발을 들고 발목을 꺾어서 안쪽에서 바깥쪽으로, 다시 바깥쪽에서 안쪽으로 각각 5회씩 크게 돌려 준다.

5) 무릎 돌리기

무릎관절은 특히 건강, 수명(壽命)과 관계가 깊다. 튼튼한 무릎 관절을 유지하기 위해선 수시로 무릎 이완을 해주어야 한다.

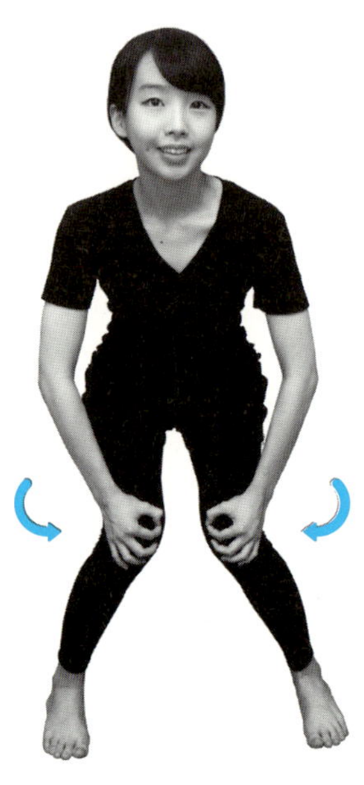

두 발을 어깨 너비로 벌리고 두 손을 무릎 위에 놓는다.
그리고 먼저 바깥쪽에서 안쪽으로 크게 원을 그리면서 두
무릎을 동시에 돌려서 원(圓) 운동을 5회 한다. 그리고 다
시 반대 방향으로 크게 원을 그리면서 무릎을 5회 돌려 준
다. 이는 무릎과 고관절을 동시에 풀어 주는 효과가 있다.

6) 허리 돌리기

허리는 임독맥(任督脈) 등의 14경맥(經脈)이 지나가는 길목이며, 횡으로 대맥(帶脈)이 흐르는 요충지이다. 허리의 건강은 건강의 바로미터라고 할 수 있다. 수시로 허리운동을 해서 건강한 허리를 유지해야 한다.

두 발을 어깨 너비로 벌리고 두 손을 허리에 댄다. 먼저 허리를 오른쪽으로 꺾었다가 왼쪽으로 천천히 원을 크게

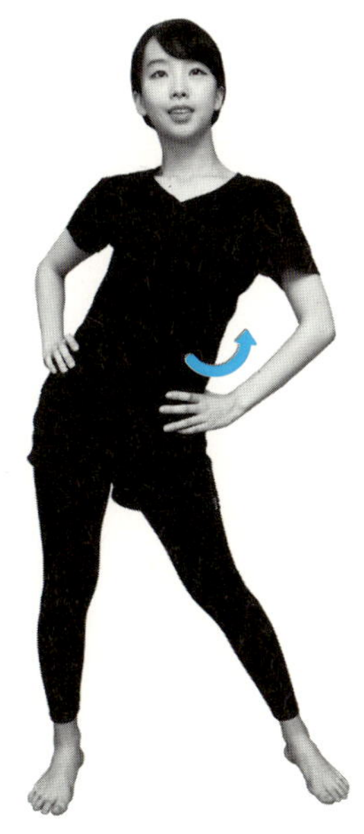

그리며 5회 돌린다. 그리고 나서 다시 반대 방향으로 천천히 5회 돌려 준다.

7) 허리 틀기

허리를 먼저 왼쪽으로 돌려서 최대한 비튼 상태로 잠시(3초 정도) 동작을 멈춘다(이렇게 정지를 하면 강한 근육이 만들어진다). 그리고 다시 오른쪽으로 허리를 틀어 주고 또 잠시 멈춘다. 앉은 자세로 이 동작을 할 경우에는 옆으로 비트는 동작에 따라 자연스럽게 손으로 등받이를 잡으면 된다. 좌우로 10회 반복한다.

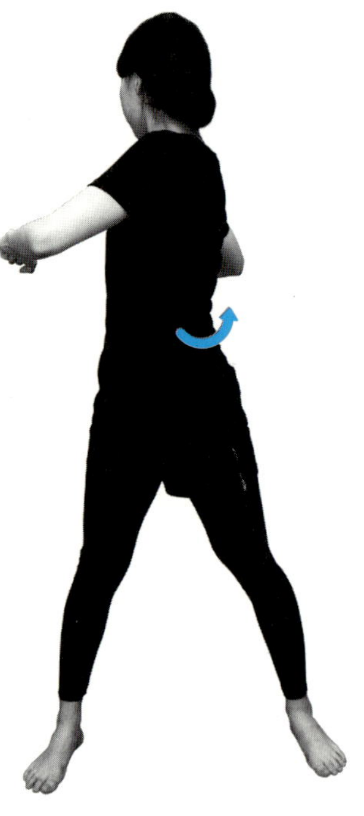

8) 의념 이완 센터링

의념 이완 센터링의 방법

의념 이완 센터링은 몸을 움직이지 않고 마음으로 하는 이완 센터링이다. 처음 해 보는 사람은 느낄 수 없을지도 모르지만 이완효과가 매우 크며 수련이 깊어질수록 더 명확히 자각하게 된다. 이 이완 센터링은 처음에는 시간이 다소 걸리지만 숙달되면 짧은 시간에 할 수 있다.

자리에 앉아서 (혹은 선 자세나 누운 자세도 무방함) 두 손을 무릎 위에 놓고 두 눈을 감는다. 머리 꼭대기부터 시작해 차례대로 이완을 해 간다. 먼저 이마의 긴장을 풀고 눈, 귀, 코, 입의 순서로 내려가며 긴장을 푼다.

그리고 목에서 양 어깨로 가며 긴장을 풀고 두 팔로 내려와 팔꿈치, 손목, 손등, 손가락, 손바닥으로 내려오며 이완을 한다.

다시 가슴의 긴장을 풀고 배로 내려가며 계속 이완을 한다. 엉덩이에서 골반, 그리고 무릎으로 내려오며 이완을 한 후에 발목, 발등, 발가락, 발바닥으로 내려가며 긴장을 푼다. 끝으로 발바닥을 통해 긴장과 스트레스가 몸 밖으로 완전히 배출된다는 상상을 한다.

의념 이완 센터링의 응용

의념 이완(마음속으로 생각) 센터링에 숙달이 될 경우 한 번의 의념으로 간단하게 이완을 할 수 있다. 즉, 머리끝에서 발끝까지 온몸의 긴장이 한꺼번에 풀려서 순식간에 긴장과 스트레스가 발바닥으로 빠져 나간다는 개념을 가지면 된다.

이 방법을 활용하면 간단한 질환을 즉시 치료할 수 있다. 불편한 부위의 병기(病氣), 탁기(濁氣)를 발바닥으로 내려 몸 밖으로 배출한다는 의념을 보내면 통증이 즉시 사라지게 된다.

5 입식 센터링

선 자세로 하는 입식 센터링은 자동으로 센터 (단전)에 많은 에너지가 모이고 심신이 맑아 지며 만병이 치유될 수 있는 비법이다. 특히 일상생활 중에 쉽게 활용하여 건강과 능률을 증진시킬 수 있는 최고의 센터링 기법이다.

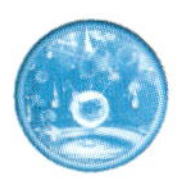

1. 입식 센터링이란

1) 입식 센터링의 의미

입식(立式: 站式) 센터링은 선 자세에서 하는 센터링 수련법이다. 이는 원래 도가(道家)의 전통 수련법에서 유래하였으며, '참식(站式) 센터링'이라고도 한다.

이 수련은 무릎을 굽히고 서서 정지해 있는 것으로, 겉보기와 달리 운동 강도가 높은 편이다. 하지만 상상 이상으로 탁월한 효과는 일일이 열거하기 어려울 정도이다.

2) 입식 센터링의 효과

입식 센터링은 가장 중요한 기본 수련법으로 '센터링의 백미(白眉)'라고 할 수 있다. 매일 아침저녁에 잠시 수련하는 것만으로 완벽하게 우리의 건강을 지킬 수 있다. 입식 센터링의 구체적인 효과는 다음과 같다.

입식 센터링을 하면 생체 에너지가 강화되고 자연 치유력이 높아져 만병이 스스로 예방·치유될 수 있다.

입식 센터링은 근육뿐만 아니라 특히 뼈를 강화시켜 주는 효과가 있다. 따라서 골다공증이나 관절염 등에 탁월한 효과가 있다. 아울러 하체를 단련시켜 주므로 체력이 크게 강화된다. 또한 전신의 경맥(經脈)을 열어 기혈의 순환을 촉진시켜 주므로 제 질병이 자연 치유된다.

입식 센터링을 하면 놀랍게도 1, 2분만에 단전(丹田)의 기능이 복원되는 것을 누구나 확인할 수 있다. 호흡법을 배우지 않은 사람도 자동으로 센터링 호흡을 하게 된다.

척추(특히 흉추, 요추)가 신장(伸張)되고 독맥(督脈: 척추를 지나는 경맥)이 열리는 효과가 있다. 따라서 척추 관련 질병을 다스릴 수 있고 특히 명문(命門: 제2, 3 요추 사이)혈이 열리므로 디스크 등 허리 질환에 탁월한 효과가 있다.

아울러 모든 장부(臟腑)가 튼튼해진다. 우선, 신장(腎臟)이 튼튼해진다. 신장은 특히 정(精)이 저장된 곳으로, 정이 충실해지면 피부가 고와지고 노화가 방지되며 회춘의 효과가 있다. 남성은 정력이 크게 증진되며, 여성은 수임능력이 높아진다. 폐경기 여성의 경우 다시 경도(經度)가 비칠 수도 있다. 이 수련은 방광(膀胱), 생식기, 자궁(子宮) 등의 질병에도 효과적이다.

또한 간담(肝膽)이 튼튼해진다. 이 수련을 통해 간경화(肝硬化), 간염(肝炎) 등의 질환을 치유한 사례가 많이 있다. 아울러 심폐기능이 강화되고 소화기도 튼튼해진다.

2. 입식 센터링의 수련방법

1) 수련 자세와 방법

두 발을 어깨 너비보다 약간 넓게 벌리고 서서 온몸의 긴장을 푼다. 두 발의 뒤꿈치를 바깥쪽으로 45도 가량 더 벌린다. 그리고 두 무릎을 굽혀서 사이가 좁혀지도록 안쪽으로 모으고, 두 손은 주먹을 쥐어서 옆구리에 댔다가 손목을 안쪽으로 꺾어서 한 바퀴 돌리면서 서서히 위로 올린다.

손목은 앞쪽을 향해 약간 꺾어서 두 손의 손가락이 마주보게 하여 눈높이로 올린다. 이때 허리는 엉덩이를 약간 뒤로 뺀 상태에서 곧게 펴며, 팔꿈치는 완전히 펴지 않고 두 팔의 안쪽으로 둥근 원(圓)이 되게 놓는다. 자세가 낮을수록 더 강도 높은 수련을 할 수 있다. 반대로 힘이 들면 무릎을 더 펴서 자신의 몸에 맞게 무릎 높이를 조절하도록 한다.

온몸을 이완하고 단전으로 침을 한 모금 삼킨 후에 눈을 감고 센터(단전)에 의념을 집중한 채 고요하게 센터링 호흡을 시작한다(센터링 호흡법에 대해서는 1부 3장 참고).

이러한 자세로 3분 동안 서서 수련을 한다(초보자는 1분 정도면 무방하다). 수련 도중에 힘이 들면 약간씩 몸을 움직여서 불편한 부위를 풀어 주어도 좋다.

수련을 마칠 때는 두 손을 내리고 무릎을 편 후 두 발을 평행으로 모은다. 그리고 잠시 두 손을 단전에 포갠 채 호흡을 조절한다.

2) 수련 시 유의점

수련 중에는 시종 편안한 느낌이 들어야 한다. 두 발은 땅속 깊이 뿌리내린 나무처럼 굳건히 하고, 두 손으로는 태산(泰山)을 밀고 하늘을 떠받치듯 장엄하며 늠름한 기상이 넘치도록 한다.

수련을 할 때는 자세가 너무 경직되지 않게 하고, 어느 부위도 불편하거나 무리가 없어야 하며, 부드러운 이완 상태에서 기감(氣感)를 느껴야 한다. 특히 자신의 신체 상태 등을 고려해서 몸에 맞게 하는 것이 좋다. 무엇보다 수련 중에 이 수련의 진미를 체득하는 것이 중요하다.

따라서 입식 센터링을 할 때는 다음 사항에 유의하면 더욱 효과적이다. 첫째, 자세는 너무 견고하지 않도록 한다. 몸 어느 부위에도 무리한 힘이 들어가거나 경직되지 않고 부드러워야 한다. 심신이 이완되어 쾌활한 기분으로 하는 것이 바람직하다. 둘째, 너무 오래 견디는 고행(苦行)을 할 필요는 없다(특히 초보자는 유의해야 한다). 이는 무릎 관절 등에 무리가 오고, 수련의 흥미를 반감시킬 수 있다. 수련 도중에 힘이 들면 그 부위를 가볍게 움직이거나 무릎을 더 펴도록 하고, 잠시 자세를 풀고 쉬었다가 다시 해도 무방하다. 셋째, 자신의 몸에 맞게 자세를 조절한다. 몸이 불편하거나 나이가 많은 사람이라면 체력에 맞게 무릎을 살짝 굽힌 자세로 하고 시간도 짧게 하는 것이 좋다. 수련을 해 가다 보면 누구나 오래 할 수 있게 되므로 처음부터 무리할 필요가 없다. 넷째, 가볍게 수련을 즐기는 마음으로 해야 한다. 지나친 의무감이나 강박관념으로 하면 마음이 들뜨게 되므로 그만큼 센터링의 효과가 적고, 조급한 성격을 키우기 쉽다.

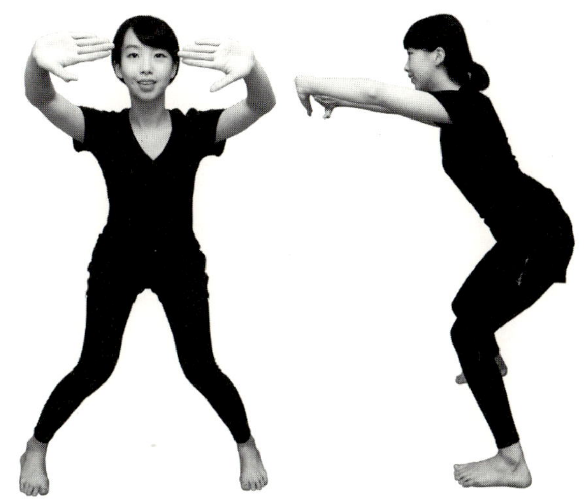

[입식 센터링의 자세]

3. 입식 센터링의 응용

1) 용용 원리

입식 센터링은 생활 속에서 무궁한 활용이 가능하다. 거리에서나 일터에서 틈틈이 입식 센터링을 쉽게 수련할 수 있다. 이것만으로도 활력이 증진되고 능률이 오르며, 각종 성인병을 예방할 수 있다.

일상생활 중에는 자세를 상황에 따라 응용해서 하면 된다. 응용자세의 핵심은 무릎이다. 즉, 무릎을 약간 굽힌 자세를 취하면 된다. 무릎을 살짝 굽히면 다른 사람들은 전혀 알지 못하므로, 조금도 거리낄 것이 없다(이렇듯 수행은 은밀하게 하는 것이다). 두 손은 상황에 따라 손잡이를 잡거나 호주머니에 넣거나 자유롭게 하면 된다.

2) 응용 사례

입식 센터링 응용 자세로 수련할 수 있는 경우는 다음과 같다.

① 버스나 지하철 안에서 손잡이를 잡고 서 있을 때

② 정거장이나 길에서 차 혹은 사람을 기다릴 때

③ 식사 후 이를 닦거나 세면 또는 면도를 할 때

④ 싱크대 앞에서 조리를 하거나 설거지를 할 때

⑤ 선 자세로 강의나 연설 등을 할 때

⑥ 서서 물건을 팔거나 여러 가지 작업을 할 때

⑦ 서서 다른 사람들과 이야기를 나눌 때

6 좌식 센터링

앉은 자세로 하는 좌식 센터링은 몸과 마음과 영혼을 합일시키는 최상의 기법이며, 자동으로 센터(단전)에 에너지를 모아서 심신에 큰 활력을 준다. 좌식 센터링이 숙달되면 의자에 앉아서 일을 하면서도 깊은 센터링을 체험할 수 있다.

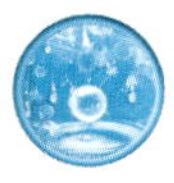

1. 좌식 센터링이란

1) 좌식 센터링의 의미

좌식(坐式) 센터링은 자리에 앉아서 고요하게 내면을 집중하는 수련법이다. 명상이나 참선(參禪), 기도(祈禱) 등은 모두 좌식 센터링의 일종이다.

좌식 센터링은 겉으로 아무 움직임이 없어 보이지만 실제 내부에서는 강렬한 움직임을 나타낸다. 이 움직임은 보이지 않는 본성(本性)의 움직임으로, 세포·신경·경락·장부(臟腑) 등을 움직이게 한다.

2) 좌식 센터링의 원리

좌식 센터링은 '하늘이 움직이면 땅이 고요하고, 땅이 움직이면 하늘이 고요하다(天動地靜 地動天靜)'라는 자연법칙에 근거한 것으로 동(動)·정(靜)의 원리를 바탕으로 한다. 정이 극에 달하면 동이 생기고, 동이 극에 달하면 정이 생긴다. 동과 정은 서로 겸하여 동 안에 정이 있고(動中靜), 정 안에 동이 있다(靜中動).

센터링의 진정한 위력은 정에서 만들어지고 동에서 나타난다. 그러므로 좌식 센터링은 모든 수련과 센터링의 본체이다. 중국의 대기공사 왕력평(王力平) 선생은 좌식 센터링(수련)의 중요성에 대해 이렇게 말했다.

"우리가 도(道)에 입문하여 배워야 하는 것이 정좌(正坐)이며, 죽을 때까지 수련해야 하는 것도 정좌이다. 이 다음에 어떤 것을 배우려 해도 정좌를 떠날 수는 없다."

좌식 센터링 수련이 깊어질수록 뇌파가 내려가면서 인체의 평형이 이루어져 건강과 함께 많은 잠재능력이 개발될 수 있다. 아울러 깊은 깨달음을 얻게 된다.

2. 좌식 센터링의 수련방법

1) 정좌의 자세

좌식 센터링의 기본 자세는 바르게 앉는 정좌(正坐)이다. 두 발을 서로 꼰 결가부좌를 하면 가장 좋다. 혹은 책상다리나 한 발을 위에 올려놓은 양반 자세(일명 아빠다리)를 취해도 좋다. 이들 중에 자신에게 편안한 자세를 취한다.

두 손은 무릎 위에 자연스럽게 놓는다. 이때 손바닥은

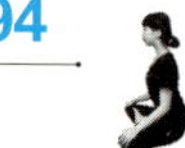

아래로 향하거나 위로 향하거나 자신이 편안한 방법을 택한다.

정좌를 했을 때 몸 전체에 편안한 느낌이 들어야 한다. 어느 부위도 긴장되거나 불편함을 느껴서는 안 된다.

허리는 너무 경직되게 펴지 않고 자연스럽게 편다. 허리를 너무 곧게 세우려고 하면 척추와 허리가 긴장되어 기혈(氣血)의 순행(順行)이 방해될 수 있으므로 유의해야 한다. 목은 살짝 앞으로 숙인다. 그래야 어깨와 목의 긴장이 풀린다.

두 눈을 감고 자신의 눈과 코, 단전이 일직선상에 놓여 의념상으로 관통되도록 한다.

2) 수련 방법

먼저 침을 한 모금 삼켜서 단전으로 보낸다. 그리고 나서 혀를 입천장에 붙인다. 혀를 입천장에 대는 방법은 두 가지가 있다. 혀를 둥글게 말아서 입천장 안쪽 깊이 대거나 혹은 혀끝을 앞니 뿌리 부분에 살짝 대는 방법이 있다.

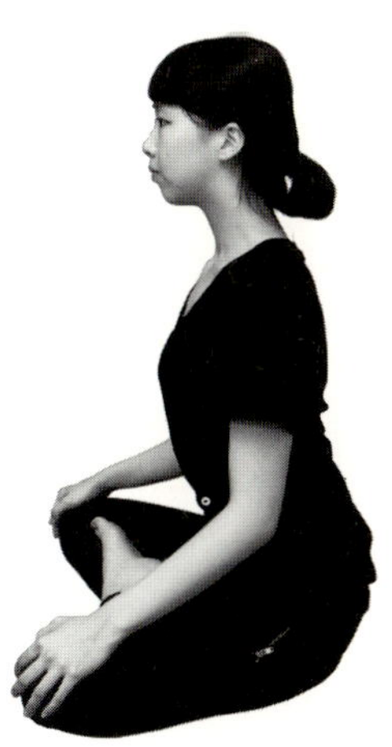

둘 중에 편한 방법을 택한다. 혀를 입천장에 붙이면 심장의 화기(火氣)가 가라앉고 임맥(任脈)과 독맥(督脈)이 연결되어 기혈의 순환이 촉진되므로 건강에 좋다.

이렇게 정좌를 한 후에는 의념을 단전에 집중한 채 고요하게 센터링 호흡을 반복하면 된다(센터링 호흡법에 대해서는 1부 3장을 참고할 것).

3) 미소 호흡

좌식 센터링을 할 때는 표정을 부드럽게 하고 가급적 살

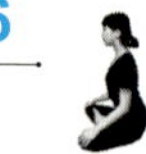

짝 웃는 표정을 하면 좋다. 이를 미소(微笑)호흡이라 한다.

인간의 몸에서는 젊고 건강한 사람이라도 매일 최소 3천 개의 암세포가 만들어진다고 한다. 그리고 연령이 높아질수록 잠재암(직경 수mm의 미세한 암 덩어리)이 증가하며, 대체로 80세 이상이 되면 거의 반 수 이상이 잠재암을 갖는다고 한다. 다행스럽게도 우리가 쉽게 암에 걸리지 않는 것은 NK세포 덕분이다. 우리 몸에는 50억 개가 넘는 NK(자연살해: natural killer)세포가 매일 만들어지는 암세포를 찾아내 파괴시키는 활동을 하고 있다.

그런데 우리가 우울하거나 스트레스를 받아 정신적으로 침체되면 NK세포가 무기력해진다. 반면에 많이 웃으면 NK세포가 활성화되고 증식능력이 증가된다는 사실이 여러 연구에서 밝혀졌다. 따라서 평소에 자주 웃어서 NK세포가 왕성하게 활동할 수 있도록 해 주어야 한다.

'기 –' 하고 입을 살짝 옆으로 벌리고 미소를 지은 상태에서 센터링 호흡을 해 보자. 우리는 행복해서 웃는 것이 아니라 웃음으로써 행복해진다.

4) 상상수련(센터링 명상)

좌식 센터링 중에 센터링 상태를 느끼며 즐거운 상상을 해도 좋다. 사람의 뇌는 상상으로 어떤 형상을 떠올릴 때나 직접 어떤 형상을 눈으로 볼 때나 기능하는 것이 거의 같다고 한다(이는 미국 MIT 연구팀이 밝힌 사실이다). 이처럼 우리는 실제로 어떤 것을 볼 때나 단지 상상만 할 때나 모두 동일한 뇌 부위를 사용하고 있는 것이다.

따라서 밝고 즐거운 모습이나 적극적·긍정적 이미지를 떠올리는 상상만으로도 NK세포가 활성화되고 엔돌핀 등의 분비가 촉진된다.

경치 상상수련

고향 마을과 즐겁던 어린 시절, 예전에 가 보았던 아름다운 산과 바다의 경치 등을 상상하며 센터링 호흡을 해 보자. 이때 자신이 좋아하는 음악을 함께 들으면 더욱 효과적이다.

가령 센터링 호흡을 하면서 자신을 바람이라고 생각하

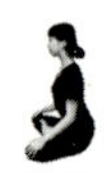

고, 바람이 움직이듯 가고 싶은 곳을 여행하고 있는 자신을 마음속으로 그려 본다. 호흡에 자신을 맡긴 채 신성하다고 생각되는 곳을 찾아가 보자. 뉘엿뉘엿 지는 석양의 아름다움에 젖어 보고, 높은 산 정상에 펼쳐진 장관에 감탄해 보자.

세계를 두루 다니고 제자리에 돌아와서 자신의 중심이 곧 세계의 중심임을 느껴 보자. 숨을 들이쉬면서 자신의 중심(센터)을 느끼며 동시에 세계와 자신이 연결되어 있음을 인식한다. 이제 자신은 우주와 하나가 되는 것이다.

비전 상상수련

좌식 센터링을 할 때마다 비전을 상상하는 것도 매우 좋다. 자기의 비전을 염두에 두고 그 비전이 이루어졌을 때를 상상하며 센터링 호흡을 해 보자. 혹은 자신의 비전이 하나하나 이루어져 가는 과정을 지켜보자.

센터링 상태에서 이러한 상상수련을 반복하면 이 정보는 우리의 잠재의식에 깊이 입력된다. 그리하여 모든 일이 그 비전을 실현하는 방향으로 움직이게 된다.

5) 염결수련

좌식 센터링을 하면서 염결수련을 해도 좋다. 염결수련은 자유스런 자세로 해도 무방하다. 피곤할 때는 자리에 누워서 염결수련을 해도 좋고, 숙달이 되면 서 있거나 길을 걸어가면서 해도 좋다.

염결(念訣)이란 마음속으로 비결(秘訣)을 읽는 것이다. 결(訣)이란 간단하게 말하면 말이나 글로 표현한 우주의 정보이다. 평소 자신이 좋아하는 시구(詩句)나 격언, 경전, 인사('감사합니다.', '고맙습니다.') 등은 모두 훌륭한 결이 될 수 있다.

이를 소리 내어 읽어도 좋지만 가급적 소리를 내지 않고 마음속으로 자신의 단전(센터)을 향해 읽어 보자. 마치 센터로 메시지를 전하려는 듯이 소리 내지 않고 마음속으로 읽는 방법이 전통의 비법이다. 읽는 속도는 자신에게 맞게 하면 된다.

최소한 5분 이상 반복해서 결을 읽으면 에너지가 단전으로 전달되어 생체 에너지가 크게 강화됨을 느낄 수 있다. 며칠간 열심히 염결을 하면 단전에서 박동감, 열감 등 특수한 감각이 생기게 된다. 이는 단전에 많은 에너지가 모이고 있다는 징표이다.

3. 좌식 센터링의 응용-의자식 센터링

1) 의자식 센터링이란

요즘은 대부분의 시간을 의자에서 보내는 경우가 많다. 의자식(椅子式) 센터링은 바닥에 앉기가 곤란할 때 의자에 앉은 자세로 하는 센터링 수련법이다. 의자식 센터링은 직장에서 일을 하면서 할 수 있으며, 어디서나 의자에 앉아 있는 동안에 실시하면 좋다. 전철이나 버스에서 혹은 찻집에서 차를 한잔 마실 때 해도 좋다.

2) 수련방법

의자에 앉아 센터링을 할 때는 두 발을 자연스럽게 벌리고, 무릎은 90도가 되게 하며, 허리는 자연스럽게 편다. 가급적 등은 등받이에 기대지 않고 곧추 세우는 것이 좋다. 그러한 자세를 자주 취하면 단전에 기가 모이고 허리도 튼튼해진다. 등받이에 체중을 싣게 되면 척추와 독맥(督脈)이 압박을 받아 허리의 건강에 좋지 않으며, 센터링 상태에 몰입하는 데도 방해가 된다.

손 자세나 호흡 방법은 좌식 센터링과 동일하게 하면 된다. 의자식으로 미소 호흡, 상상수련, 염결수련 등을 해도 좋다.

7. 와식 센터링

누운 자세에서 하는 와식 센터링은 잠자리에 들거나 피곤할 때 혹은 몸이 불편한 환자가 하면 좋다. 와식 센터링을 하면 심신이 완전히 이완되는 가운데 센터(단전)로 에너지가 모여 건강이 크게 증진되고, 쉽게 센터링 상태로 몰입하게 된다.

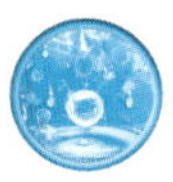

1. 와식 센터링이란

1) 와식 센터링의 의미

자리에 누운 자세에서도 얼마든지 센터링을 할 수 있다.

누운 자세로 하는 센터링 수련법을 와식(臥式) 센터링이라 한다. 특히 와식 센터링은 전통적인 와식 수련을 보다 쉽게 현대화한 것이다.

전통의 와식 수련 중에는 특히 도가(道家)의 수면공(睡眠功)이 널리 알려져 있다. 특히 송(宋)나라의 진희이(陳羲夷)는 잠자는 선인(仙人)으로 유명했다. 그는 한번 와식 수련에 들어가면 며칠씩 깊은 삼매(三昧)에 잠겼으며, 길게는 6개월간이나 깨어나지 않았던 적도 있었다고 한다.

일어나서 앉아 있기가 불편한 환자는 누운 자세로 와식 센터링을 많이 하는 것이 좋다. 그러면 원기 회복이 빠르고 치유 속도도 배가된다. 일차 회복이 되면 입식 센터링과 좌식 센터링을 함께 곁들이도록 한다. 피곤할 때 잠시 이 수련을 하면 곧 피로가 가신다.

2) 와식 센터링의 효과와 유의점

와식 센터링은 단전에 에너지(氣)를 모으고 원기를 충전시켜 주는 효과가 크다. 피로 회복과 머리를 맑게 하는 효과가 있고 제 신경성 질환에도 치유 효과가 크다. 따라서 여러 질병을 치료하는 데도 활용할 수 있다. 특히 영성(靈

性)과 직관력을 개발하는 효과가 매우 뛰어나 특수한 목적
에 활용되기도 한다.

와식 센터링은 편안한 자세로 하게 되므로 쉽게 긴장이
풀려 잠이 들 수 있다. 도중에 잠이 들면 수련 효과가 적으므
로 특히 초보자는 도중에 잠들지 않도록 유의해야 한다. 잠
을 자고 싶으면 일단 수련을 마친 후에 자도록 해야 한다.

2. 와식 센터링의 수련방법

1) 수련 자세

와식 센터링의 기본자세는 다음과 같다. 천장을 향해 바
르게 누워서 온몸을 곧게 펴고 편안하게 긴장을 푼다. 두

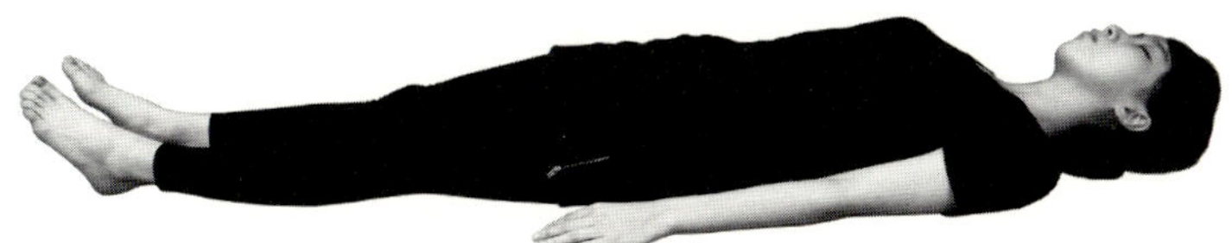

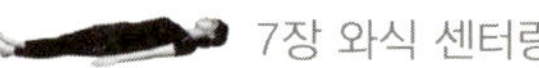

발은 편안하게 약간 벌린다. 두 손은 손바닥을 아래로 향하게 해서 몸통 옆에 자연스럽게 놓는다.

2) 수련방법

두 눈을 감고 침을 한 모금 단전으로 삼킨다. 혀를 입천장에 대고 고요하게 센터링 호흡법(細,均,長,深)으로 호흡을 조절한다.

숨을 들이쉴 때는 전신의 모공(毛孔)을 통해서 우주 에너지가 몸안으로 스며들어 와 단전으로 모이게 하고, 숨을 내쉴 때는 단전의 기를 전신의 모공을 통해 사면팔방으로 내보낸다는 의념을 갖는다.

이렇게 오랫동안 수련을 한다. 초보자는 10분 내외가 좋으며, 숙달이 되면 더 오래 해도 좋다. 수련을 마칠 때는 침을 한 모금 단전으로 삼킨 후 눈을 뜨고 몸을 약간 움직여서 자세를 바꾸면 된다. 이 이후에 잠을 자거나 일어나서 활동을 하면 된다.

수련을 하다 보면 전신에 팽창감이나 몸이 가벼워져서

공중에 뜨는 느낌, 자신의 신체 일부가 없어진 듯한 느낌이 들기도 한다. 혹은 하복부(단전)에서 어떤 소리가 날 수도 있다. 이러한 현상들은 정상적인 수련반응이므로 전혀 염려할 필요가 없다.

3) 호흡 연습

누운 자세로 센터링 호흡을 연습하면 매우 효과적이며, 단시일에 숙달될 수 있다(센터링 호흡법에 대해서는 1부 3장을 참고할 것).

센터링 호흡이 잘 안 되는 초보자의 경우, 단전의 힘을 기르기 위해 이러한 연습을 하면 좋다. 누워서 전화번호부나 백과사전 같은 무거운 책을 단전 위에 올려놓는다. 침을 한 모금 단전으로 삼킨 후에 마치 역기를 들듯이 서서히 숨을 들이쉬면서 책을 들어 올리고, 다시 숨을 내쉬면서 책을 아래로 내린다. 이렇게 연습을 반복하면 된다. 매일 밤 잠자리에 들 때마다 잠깐씩 연습을 해 보자.

8 보식 센터링

걸어가면서 하는 보식 센터링은 출퇴근길이나 등산, 조깅 등을 할 때 하면 좋다. 보식 센터링을 하면 호흡이 조절되어 숨이 덜 가쁘고 심폐기능이 강화되며 자동으로 센터(단전)에 에너지가 모이게 된다. 걷는 동안에도 센터링이 되어 깊은 명상을 하게 되며, 직관력이 증진된다.

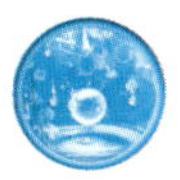

1. 보식 센터링이란

1) 보식 센터링의 의미

보식(步式) 센터링은 걸어가면서 하는 센터링 수련법이다. 보식 센터링이 숙달되면 나중에는 뛰어가면서도 얼마든지 센터링을 할 수 있다.

전통무술을 비롯해 각 문파의 수행법 중에는 전래된 다양한 보식 수련법이 있다. 그중에서도 특히 당(唐)나라의 여동빈(呂洞賓) 선생이 체계화한 '자연환기법(自然換氣法)'이라는 수련법은 매우 유명하다. 그는 하루에 700리를 걸으며 종남산(終南山)을 운유(雲遊)하는 중에 이 수련법을 완성하였다고 한다.

보식 센터링은 이 자연환기법을 보다 쉽게 현대화한 것으로, 등산을 할 때나 장거리 보행을 할 때 그리고 조깅이나 마라톤을 할 때 활용하면 매우 효과가 있다. 실시해 보면 한결 숨이 덜 차고 피로감이 줄어드는 것을 느끼게 된다.

2) 보식 센터링의 효과

보식 센터링을 하면 심폐기능이 강화되고 하체의 근골이 튼튼해져서 건강이 크게 증진된다. 호흡이 길어질수록 걸어가면서 깊은 명상이 가능해진다. 아울러 인체장(人體場: 인체를 둘러싸고 있는 기장)이 확장되어 인체의 감응 범위가 크게 높아지게 된다. 그리고 자기 자신에 대한 보호

능력이 커지며, 인체장을 치병(治病) 등에 활용할 수 있는 능력이 생기게 된다.

2. 보식 센터링의 수련방법

1) 3보식 센터링

제일 첫 단계에서는 3보식 센터링을 수련한다. 먼저 제자리에 서서 온몸을 이완하고 침을 한 모금 단전으로 삼킨다. 그리고 세 걸음을 걸어가면서 계속 숨을 마신다. 동시에 의념으로 우주 에너지를 모공을 통해 단전으로 흡입한다. 다시 세 걸음을 걸으며 숨을 내쉬고, 동시에 단전의 기를 전신의 모공을 통해 사면팔방으로 멀리 발산한다.

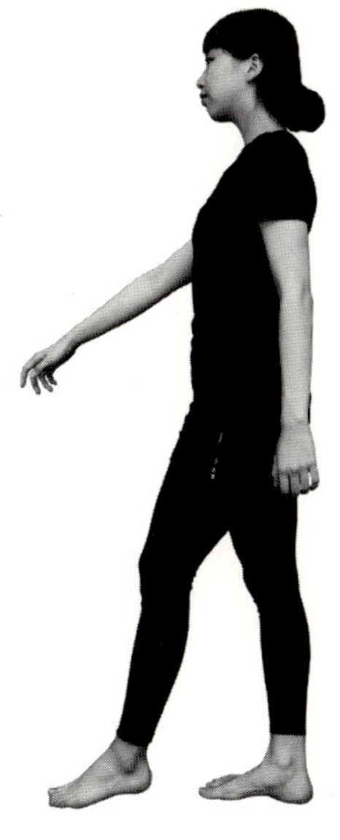

걸음은 아무 발이나 먼저 나가도 좋다. 온몸에 긴장을 풀고 자연스러운 걸음으로 산책하듯이 편안하게 걷는다.

2) 6보식 센터링

3보식 센터링에 숙달이 되면 한 단계 높여서 6보식 센터링을 해 보자. 동작은 3보식과 완전히 같으며, 다만 호흡이 더 길어지게 된다. 즉, 여섯 걸음을 걸으며 숨을 들이쉬고, 다시 여섯 걸음을 걸으며 숨을 내쉰다.

6보식 센터링은 조금만 연습하면 별 어려움 없이 할 수 있다. 이 정도만 되어도 심폐기능이 크게 좋아지고 한결 마음의 여유가 생기는 것을 느끼게 된다.

3) 9보식 센터링

6보식 센터링에 숙달되면 다시 한 단계 높여서 9보식 센터링을 연습해 보자. 아홉 걸음을 걸으며 숨을 들이쉬고, 다시 아홉 걸음을 걸으며 숨을 내쉰다.

9보식 센터링에 완전히 숙달되면 또 호흡을 늘려서 12보식 센터링을 연마할 수 있으며, 수련이 깊어지면 마침내 24보식까지 연마할 수 있다. 이렇게 호흡이 길어질수록 걸어가면서 맑게 깨어 있는 가운데 깊은 센터링 상태를 유지할 수 있게 된다.

9. 센터링 안마

센터링 안마는 심신의 긴장과 피로를 풀어 주는 기법이다. 손으로 신체 각 부위를 문지르거나 눌러서 기혈(氣血)의 소통을 원활하게 해 주면 오장육부를 비롯한 온몸이 건강해지고 심신이 이완되어 쉽게 센터링 상태가 될 수 있다.

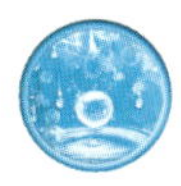

1. 센터링 안마란

1) 센터링 안마의 의미

센터링 안마(按摩)는 전통의 도인법(導引法: 기체조) 등 여러 수련법의 정수(精髓)를 결합한 중요한 센터링 수련법이다. 센터링 안마는 센터링 수련을 마무리할 때 하거나 생활 속에서 쉽게 심신의 피로와 긴장을 푸는 데 활용할 수 있다.

안마를 할 때는 그냥 손으로 피부를 문지르는 것이 아니다. 안(按)은 신체, 즉 본명(本命)을 수련하는 것이요, 마(摩)는 마음, 즉 본성(本性)을 가다듬는 것이다.

2) 센터링 안마의 효과와 유의점

센터링 안마는 비비고 누르는 등 외형상의 동작을 통해 안마 부위에 잠재된 에너지를 작용시키고 새 에너지를 공급하여, 몸 전체에 원기를 증강시키고 경락(經絡)을 열어 기혈의 소통을 촉진시킨다. 나아가 마음과 신체 부위가 합일되어 지혜가 계발되도록 이끌어 준다.

두 손이 안마 부위에 닿을 때는 마음이 함께 그 부위에 투입되어야 하며 안마 부위와 손, 그리고 마음(心)이 일체가 되어야 한다. 정신을 집중하고 지극한 정성으로 동작을 할 때 마음이 분발되어 유쾌한 느낌이 들어야 한다.

안마는 인체 에너지를 하나로 융합시키는 중요한 역할

을 하는 수련법으로, 열심히 연마하여 이 오묘한 이치를 체득해야 한다. 안마는 순서에 따라 위에서 아래로, 밖에서 안으로 실시한다. 이는 몸의 기능을 조정할 뿐만 아니라 본성을 계발하는 효과가 있다.

2. 센터링 안마의 수련방법

1) 준 비

안마의 효과를 크게 하기 위해서는 먼저 좌식 센터링, 입식 센터링을 수련한 후에 센터링 안마를 하는 것이 좋다.

먼저 편안한 자세로 앉아서 몸과 마음을 완전히 이완시킨다. 그리고 침을 한 모금 단전으로 삼킨 후에 의념을 향해 단전의 에너지를 손바닥으로 끌어온다. 그리고 안마 부위를 자신이 수련하려는 대상이라 생각하고 그곳에 마음을 일치시킨 상태에서 마음속으로 구령에 맞추어 안마를 한다.

2) 손바닥 비비기

두 손바닥을 마주 대고 상하로 움직여서 비빈다. 이를 10번씩 여러 차례 반복한다.

이 안마는 체내의 화기(火氣)를 내리고 심장을 튼튼하게 해 준다. 그리고 잡념을 없애며, 맥(脈)을 조화시키고 정신을 안정시켜 준다.

3) 얼굴 안마

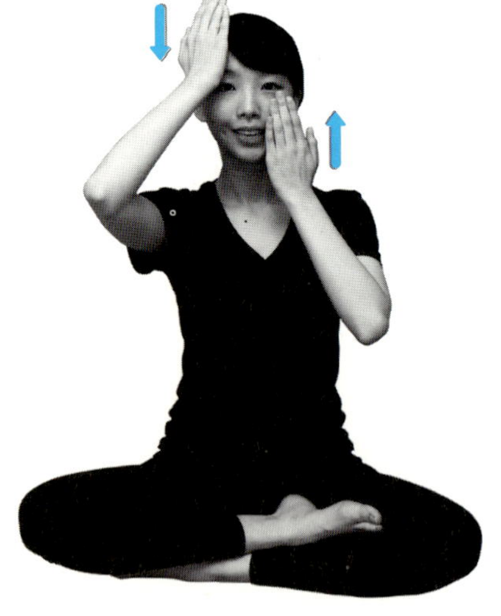

두 손바닥을 얼굴에 대고 상하로 움직여서 얼굴을 문지른다. 이를 10번씩 여러 번 반복한다.

이 수련은 심장(心臟)의 압력을 완화하고 혈액순환을 촉진하며 얼굴에 윤기가 돌게 하고 주름살을 없애 준다. 또한 근육과 피부를 생기 있고 탄력 있게 만들어 준다. 따라서 미용 효과가 크다. 그리고 위경(胃經)을 자극해 소화 기능을 강화시켜 준다.

4) 눈 안마

가볍게 주먹을 쥐고 엄지손가락 끝을 두 눈에 댄다. 부드럽게 눈을 누르면서 같은 크기의 원을 10바퀴씩 그린다. 그러고 나서 다시 반대로 10바퀴씩 원을 그린다. 이를 몇 차례 반복한다.

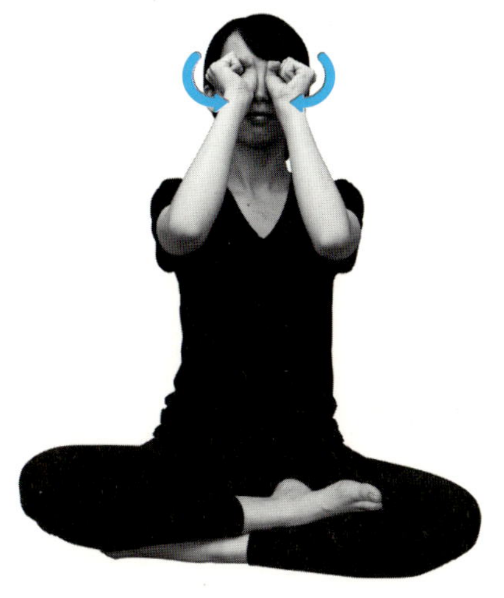

이 수련을 하면 즉시 눈의 피로가 풀리며 시력(視力)이 좋아진다. 또한 눈에는 오장(五臟: 간, 심장, 비장, 폐, 신장)의 정기가 모이기 때문에, 눈 안마는 오장을 조절하고 기

능을 강화시켜 준다.

5) 코 안마

주먹을 쥔 채 엄지손가락 끝마디를 코 뿌리에 대고 의념을 코 안에 집중하여 에너지를 넣어 준다고 생각하며 상하로 코를 문질러 준다. 이를 10번씩 여러 번 반복한다.

이는 비염과 축농증 그리고 폐, 기관지 관련 제 질병을 예방·치료하며, 감기를 예방할 수 있다.

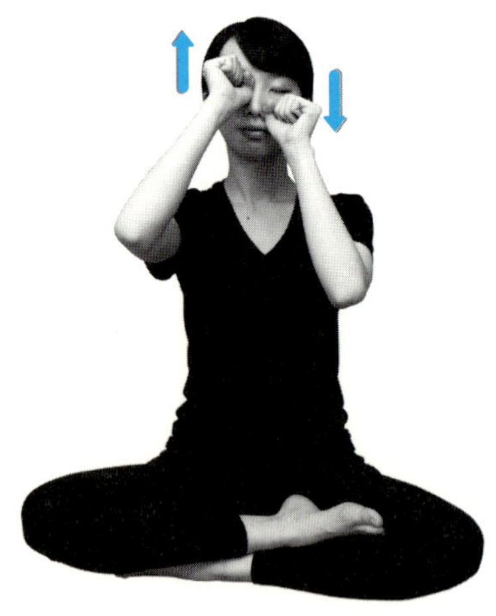

6) 귀 안마

두 손으로 각각 두 귀의 윗부분을 잡고 아래로 당기면서 훑어 내린다. 이를 10회씩 여러 번 반복한다.

귀는 인체의 축소판으로, 전신에 해당하는 혈위(穴位)가 모두 귓바퀴에 있다. 따라서 귓바퀴에 자극을 주면 이는 곧 전신에 자극을 주는 셈이어서, 전신에 기혈의 순환을 촉진하며 전신 안마의 효과가 있다. 뿐만 아니라 귀가 튼튼해지고, 귀 질환을 예방한다. 또한 귀는 신장(腎臟)과 통하므로 신장도 좋아진다.

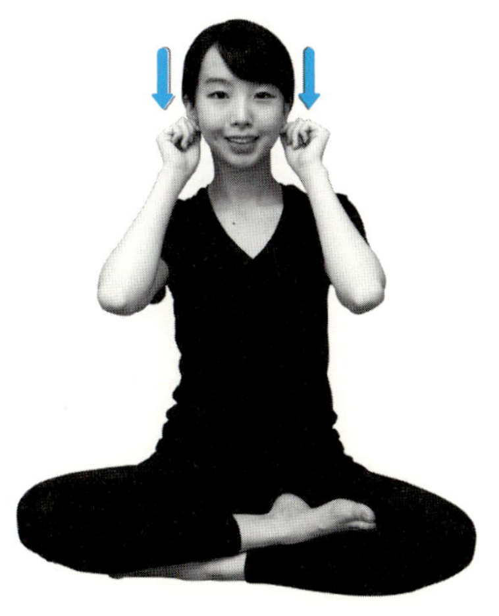

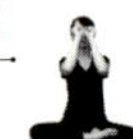

7) 천고(天鼓) 두드리기

양손을 들어서 손바닥으로 두 귀를 막고 손가락으로 뒷머리를 반복해서 두드린다. 10회씩 수차례 반복한다.

이 수련은 원기를 돋우고 대뇌를 맑게 하며, 신경을 안정시키고 기억력을 높여 준다. 그리고 귀와 눈을 밝게 해 주며, 귀와 눈의 질병을 예방·치료할 수 있다. 아울러 지각(知覺) 능력을 높여 준다.

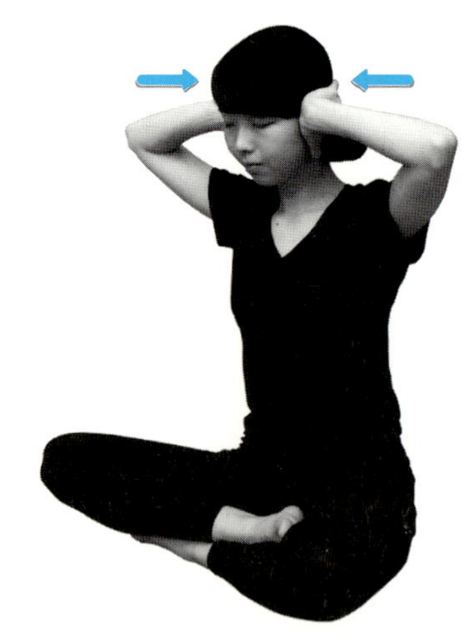

8) 가슴 안마

먼저 왼손을 들어서 손바닥으로 왼쪽 젖가슴 밑부터 명치를 거쳐 오른쪽 옆구리 아래까지 45도 아래 방향으로 문지른다. 다음은 오른손을 들어서 손바닥으로 오른쪽 젖가슴 밑부터 명치를 지나 왼쪽 옆구리 아래까지 문지른다. 이렇게 좌우로 한 번씩 바꿔서 문지른다. 이를 10번씩 수차례 반복한다.

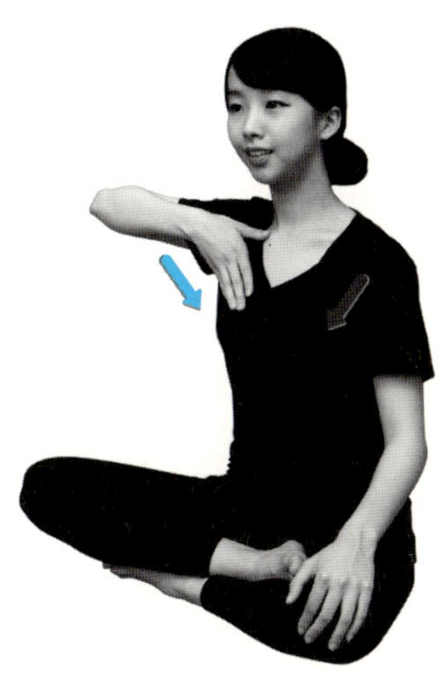

동작은 부드럽고 완만하게 하되, 의념을 가슴에 두고 에너지가 흉부를 통과한다는 느낌으로 안마를 해야 한다.

이 수련은 가슴과 폐, 심장을 튼튼하게 해 주며, 잡념을 없애 준다. 그리고 가슴이 답답하거나 찬 증세, 옆구리 통증을 치료할 수 있다. 또한 소화불량, 비위(脾胃) 허약 등에도 치료 효과가 있다.

9) 배꼽 안마

두 손을 포개서 배꼽에 대고 천천히 배꼽 둘레로 10회 원을 그린다. 그리고 다시 반대 방향으로 10회 원을 그린다.

배꼽은 12정경, 기경 8맥과 광범위하게 관련을 맺고 있으며 체내의 정화(精華)가 모이는 곳이다. 이

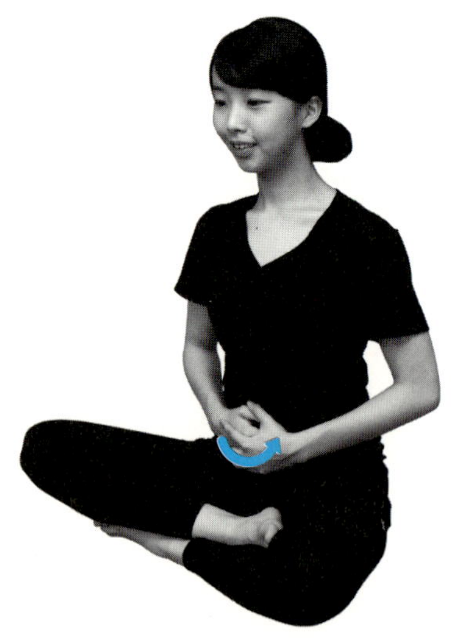

안마를 통해 체내의 기운이 전신에 충만해져 백병(百病)을 제거할 수 있다. 특히 비장, 위장, 소장, 대장을 강화시켜 주고 복부의 지방을 감소시켜 준다. 그리고 변비, 유정(遺精), 치질 등에도 효과가 있다.

10) 허리 안마

두 손바닥을 등 뒤 허리에 대고 의념으로 손바닥과 신장(腎臟)의 에너지가 서로 통한다고 상상한다. 그리고 손바닥을 위아래로 번갈아 문지른다. 이를 10회씩 수 회 반복한다.

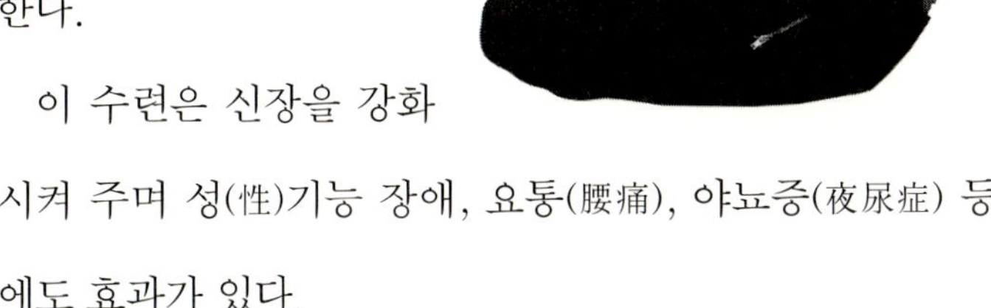

이 수련은 신장을 강화시켜 주며 성(性)기능 장애, 요통(腰痛), 야뇨증(夜尿症) 등에도 효과가 있다.

11) 무릎 안마

두 손바닥을 양 무릎에 대고 원을 그리며 안마를 한다. 먼저 시계방향으로 10회 원을 그리며 무릎을 문지르고, 다시 시계반대 방향으로 10회 원을 그리며 무릎을 문지른다.

이 수련은 무릎의 냉기를 몰아내고 관절염을 예방·치료하는 효과가 있다. 아울러 관절의 노화를 방지하고 활동 능력을 증강해 준다.

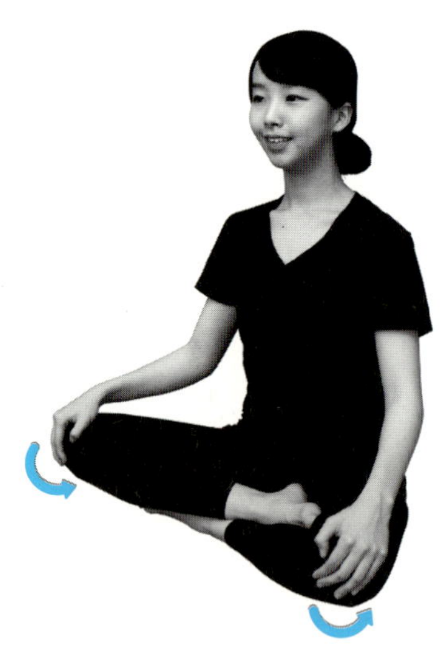

12) 고 치

두 손을 단전에 포개어 놓고 마음을 안정시킨 후 윗니 아랫니를 가볍게 부딪힌다. 이를 10회씩 수 회 반복한다.

고치(鼓齒) 수련은 치근(齒根)과 치아(齒牙)를 강화시켜 치과 질환을 예방하고, 치아를 튼튼하게 한다. 또한 오장 육부와 대뇌(大腦)에 자극을 주고 침의 분비를 촉진하며 소화작용을 원활하게 해 준다.

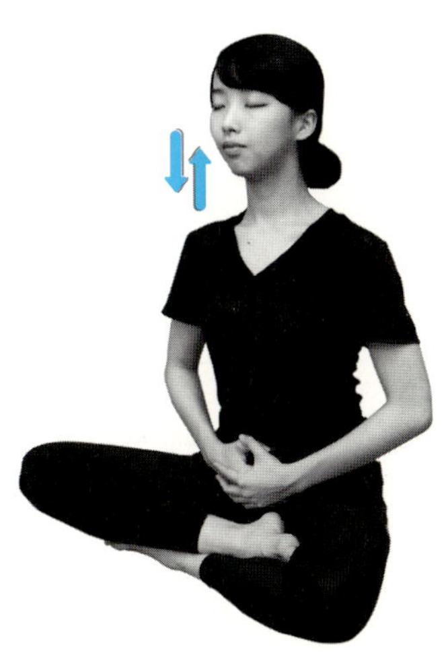

10 약식 센터링

약식 센터링은 불과 1, 2초만에 간단하게 센터링 상태로 몰입하는 기법이다. 전화벨이 울릴 때, 컴퓨터를 부팅할 때, 식사를 시작할 때, 중요한 미팅이 있을 때 그리고 갈등이나 위기 등의 상황에서 약식 센터링을 해 보자. 우리의 마음은 놀랄 만큼 평정심을 찾게 되고, 최고의 성과를 만들 수 있다.

1. 약식 센터링이란

1) 약식 센터링의 의미

우리는 생활 속에서 긴급한 상황에 처하거나 빠른 시간에 센터링을 해야 할 경우가 많이 있다. 이러한 때에 당황하지 않기 위해서는 수시로 센터링을 연습해서 센터링이 생활화되어야 한다. 특히 빠른 시간에 센터링이 될 수 있도록 해 주는 센터링 기법이 바로 약식(略式) 센터링이다. 틈틈이 생활 중에 약식 센터링을 연습해 보자. 반복해서 이 연습(수련)을 할수록 빠른 시간에 깊은 상태의 센터링이 가능하게 된다.

2) 약식 센터링의 효과

우리 몸에는 조건반사의 기제가 있다. 따라서 약식 센터링을 반복해서 하루에도 몇 차례씩 훈련하면 간단한 자세나 생각만으로 우리의 심신은 깊은 센터링 상태로 몰입될 수 있다.

특히 긴급상황에서는 당황하지 말아야 한다. 오히려 당황하면 당황할수록 큰 실수를 할 가능성이 높다. 약식 센터링을 하면 불과 1, 2초 사이에 깊은 센터링에 몰입되어 우리의 심신은 최고·최상의 상태가 된다. 그리하여 최선의 해결책을 최단 시간에 가장 효과적으로 얻을 수 있다.

2. 약식 센터링의 수련방법

약식 센터링은 빠른 시간에 센터링이 되기 위해 사용한다. 1~2초 이내, 아니 더 빠르게 0.1초 내에 깊은 센터링이 되면 더욱 좋다. 물론 이는 쉽게 되는 것이 아니고 많은 수련을 해야 가능한 일이다.

다음의 여러 기법 중에서 자신에게 맞는 한 가지 방법을 택해 일상생활 중에 매일 수시로 사용해 보자.

1) 단전 응시하기

눈을 감고 순간 자신의 단전을 가만히 응시한다. 숙달이 되면 눈을 떠도 좋다. 이때 한 손을 들어서 자신의 단전에 대면 더 강하게 단전에 의식을 집중하는 것이 가능하다.

2) 침 삼키기

눈을 감고 자신의 단전을 향해 침을 한 모금 삼킨다. 이때 마음도 함께 센터로 내려간다는 생각을 한다.

3) 염결(念訣)하기

소리를 내지 않고 마음속으로 자신의 단전을 향해서 '센터링-' 하고 외친다.

4) 수(數)읽기

'3, 2, 1' 하고 수를 센다. 동시에 자신의 의식이 함께 깊이 가라앉아 센터링이 되는 것을 느낀다. 숙달이 되면 '1'만 세어도 같은 효과가 나타난다.

5) 미소 짓기

마음속으로 '기 - '하면서 자신의 내면 센터를 향해 빙긋이 미소를 짓는다. 동시에 의념으로 내면 깊이 숨어 있는 참된 자아와 만나는 것을 느끼도록 한다.

6) 지 식

지식(止息)이란 숨을 멈추는 것이다. 호흡을 통해서 센터링을 하려면 숨을 잠시 멈추면 된다. 일순간 호흡을 멈추면서 자신의 깊은 내면을 응시해 보자. 지식은 특히 잡념을 제거하는 효과가 크다.

7) 제스쳐

자신만 아는 특유의 제스쳐로 센터링에 몰입할 수도 있다. 주먹을 가볍게 쥐면서 내면으로 결의를 한다든가, 손바닥을 펴서 위로 올리며 비전과의 링크를 생각해도 좋다. 혹은 엄지와 집게손가락으로 지환(指環)을 만들어 센터링을 상징화하는 방법 등 다양한 방법을 사용할 수 있다.

3. 약식 센터링의 실습

고요하게 눈을 감고 다음의 상황을 상상해 보자. 실제로 이러한 상황이 닥칠 때마다 즉시 약식 센터링을 해 보자.

1) 일상생활 중에 할 수 있는 연습

전화벨이 울릴 때

전화벨이 울릴 때마다 바로 전화를 받지 말고 잠깐 약식 센터링을 한 후에 받도록 한다. 전화를 건 상대방과 센터링 상태에서 만나는 것이다. 뜻밖에 중요한 전화나 놀라운 소식을 접하더라도 당황하지 않고 침착하게 성공적인 대화가 가능하다.

식사 시간에 수저를 들면서

식사 때마다 쫓기듯이 바삐 수저를 들고 허겁지겁 먹어서는 안 된다. 수저를 들기 전에 혹은 천천히 수저를 들면서 잠깐 약식 센터링을 하고 나서 식사를 시작해 보자. 이는 식탐(食貪)과 과식욕을 조절하는 효과가 있어 다이어트에도 상당한 도움이 된다.

회의나 강의를 시작할 때

회의장에 앉으면 즉시 약식 센터링을 먼저 한다. 그러고 나서 말을 시작한다. 여러 사람 앞에서 강의를 할 때도 먼저 약식 센터링을 한 후에 말문을 열도록 한다.

결코 센터링이 되지 않은 상태에서 먼저 말을 하지 않도록 유념해야 한다. 센터링 상태에서는 영감이 떠올라 더 효과적으로 말을 하게 된다.

부팅할 때

컴퓨터를 켤 때 부팅이 되는 시간 동안 약식 센터링을 한다. 그래도 시간이 남으면 계속 센터링 호흡을 한다. 그러고 나서 일을 시작해 보자.

센터링 상태가 되면 전자파의 피해를 줄일 수 있고, 피로감도 적으며, 작업 능률이 오르게 된다.

화장실에서 용변을 볼 때

화장실에서 용변을 볼 때도 잠깐 약식 센터링을 하고 나서 일을 시작해 보자. 훨씬 용변이 용이하고, 지체하는 시간도 줄어들게 된다.

2) 돌발사태 발생 시

우리는 생활 중에 예기치 않은 돌발사태를 만날 수 있다. 이때도 당황하지 말고 먼저 약식 센터링부터 시작해 보자. 반드시 최고의 대처 방안이 나올 것이다.

갑자기 대중 연설, 브리핑 또는 상담을 부탁받을 때

전혀 준비도 안 했는데 거절하기 어려운 연설이나 브리핑을 누군가가 요구할 때가 있다. 또는 중요한 상담을 해야 할 때가 있다. 이때도 당황하지 말고 먼저 센터링을 해보자. 반드시 좋은 결과가 있을 것이다.

긴급 재난이 발생했을 때

지하철을 타고 가고 있을 때 갑자기 이런 방송이 들려

왔다고 하자.

"승객 여러분, 열차에 긴급화재가 발생했습니다. 모두 비
상문을 열고 신속히 탈출해 주시기 바랍니다……."
"여기는 민방위 본부입니다. 국민 여러분! 서울 상공으로
미사일 1기가 발사되었습니다. 실제 상황입니다. 모두 대
피해 주시기 바랍니다……."

이때 당황하면 큰일이 나기 쉽다. 허둥지둥 자리에서 일
어나지 말고 먼저 센터링을 시작한다. 그러고 나서 주의
깊게 움직여 보자. 반드시 탈출구가 열리게 된다.

3) 화 나는 순간

얼마 전에 대머리인 사람이 친구가 여자 앞에서 가발을
벗기자 화가 나서 친구를 죽인 사건이 있었다. 몇 년 전에
는 여고생 딸을 강간한 고교생 범인이 붙잡혔다는 연락을
받고 파출소로 달려간 아버지가 화를 참지 못해 그 학생을

파출소 안에서 때려 죽인 사건도 있었다. 또 몇 년 전에는 일요일 저녁 상경하는 차들로 정체가 심한 구간에서 끼어들기로 시비가 붙자 가족이 보는 앞에서 가장(家長)을 구타해 숨지게 한 사건도 있었다.

이렇듯 순간적으로 참지 못해 폭발하는 화는 우리의 심신을 파괴하고 나아가 일생을 돌이킬 수 없는 고통 속에서 지내게 만들 수도 있다. 따라서 화나는 순간이 왔더라도 그 화를 폭발시키는 것은 대단히 위험하다. 일단 마음을 추스러서 먼저 약식 센터링을 해야 한다. 아무리 화가 나는 일이 있더라도 그 순간만 넘기면 끓어오르는 분노가 가라앉게 마련이다. 일단 센터링을 하고 나면 상황을 제대로 파악하고 대처할 수 있게 된다.

다음의 상황을 상상해 보자. 아마 많은 사람들이 과거에 한두 번은 이러한 상황을 겪었을 것이며, 앞으로도 겪게 될 가능성이 있다.

상사에게 모욕적인 질책을 받을 때

"김 과장, 이것도 일이라고 했나? 당신 대학 나온 거 맞아?"

"세상에 이렇게 하고도 밥을 먹고 사나?"

술자리에서 평소 감정이 안 좋은 사람과 시비가 붙었을 때

"야, 이 자식아, 네가 인간이냐?"

운전을 하는 도중에 옆으로 다른 차가 마구 끼어들 때

(더구나 가까이 다가와 경적을 울리고 상향등을 켜대면서 마구 손가락질을 하며 욕설을 퍼부을 때)

자녀와 갈등의 순간

"당장 집 나가겠어요!."

"엄마! 저, 임신했어요. 어떡해요?"

상대방이 어처구니 없는 모욕을 줄 때

"너 방금 내 지갑 훔쳤지?"

"애는 정신병자 아냐?"

4) 절망적 순간

아무리 절망적인 순간이 와도 절망을 먼저 받아들이지 말자. 한 박자 늦추어서 먼저 센터링을 시작한다. 마음의 평정을 찾으면 뭔가 길이 있게 된다.

해고 통보

상사가 조용히 부르더니 '내일부터 집에 가서 쉬라'고 했을 때

주식 폭락

주식에 투자한 돈 수억 원이 주식폭락으로 하루아침에 날아갔을 때

죽음의 순간

심장에 격렬한 통증이 오면서 호흡이 불가능해지고, 엄청난 고통이 엄습해 올 때

5) 환희의 순간

지나친 기쁨도 심신의 건강에 크게 해롭다. 옛 수행자들은 기쁨과 슬픔이 근본적으로 한 뿌리이며, 외형적인 형태만 다를 뿐 완전히 같은 것으로 보았다. 기쁜 순간이 와도 이를 그냥 수용하여 끌려다니지 말고 중심을 잡아야 한다. 그러기 위해서는 먼저 센터링을 시작해야 한다.

11 집단 센터링

한 조직이 센터링 상태가 되면 팀워크를 통해 최고의 능률과 성과를 이룰 수 있다. 조직원들의 사기가 충천하고 건강이 증진되며, 자발적으로 조직에 헌신하게 되므로 진정한 조직활성화가 가능하게 된다. 집단이 센터링되는 방법은 각 개인의 센터링을 통한 방법과 집단적인 센터링 기법을 통한 방법이 있다.

1. 집단 센터링이란

1) 집단 센터링의 의미

집단 성원이 동시에 함께 센터링된 상태를 집단 센터링이라 한다. 우리는 지난 2002년 월드컵 때의 감격을 잊을 수 없다. 거리를 가득 메운 붉은 악마들이 한마음으로 외

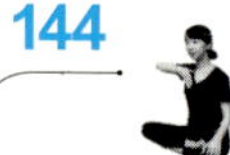

쳤던 '대 – 한민국'의 함성은 아직도 귓가에 쟁쟁하다. 온 국민이 하나가 되어 응원하는 열정적인 모습은 세계인들의 관심거리이기도 했다. 실로 오랜만에 우리는 국민통합을 이루었고, 집단 센터링을 체험했다.

시청 앞을 가득 메운 그 많은 인파가 떠난 자리에는 놀랍게도 휴지 한 장 떨어져 있지 않았다. 이것이 바로 집단 센터링의 위력이다.

응원이 끝난 후에 시민들은 자발적으로 청소를 하였다. 이는 어느 누가 시켜서 되는 일이 아니다. 총칼로 위협하거나 보수를 준다고 해도 그렇게 될 수는 없다. 집단 센터링이 되어 마음이 뜨거워졌기에 스스로 그렇게 한 것이다. 공동체에 대한 사랑의 마음, 모든 이웃과의 일치된 마음이 그 일을 하도록 시켰던 것이다.

2) 집단 센터링의 효과

회사, 단체 등 조직이 발전하려면 무엇보다 집단 센터링이 중요하다. 집단 센터링이 된 조직은 엄청난 발전의 원동력을 갖고 있는 것이다. 얼마나 발전할지 상상조차 할 수 없을 정도이다.

화기애애한 분위기

집단 센터링이 되면 그 집단의 분위기가 절로 화기애애해진다. 그런 사무실에 들어가 보면 직원들이 사기충천하여 일에 몰두하는 가운데 보이지 않는 화기(和氣)로 공기가 따뜻한 것을 느낄 수 있다.

즐거운 직장, 사랑과 신뢰가 넘치는 직장(혹은 가정)은 성원의 건강, 행복과도 직결된다. 따라서 집단 센터링은 매우 중요하다.

성원의 건강

당연히 집단 센터링이 된 조직은 건강하다. 성원들의 얼굴에는 건강한 에너지가 넘친다. 센터링이 된 장 안에서 생활하는 사람들은 표정이 밝고 스트레스가 없으며, 힘든 일도 즐거운 마음으로 하게 된다.

이러한 직장은 당연히 질병으로 인한 결근이나 지각이 없으며, 출근율이 높고 이직률은 매우 낮은 것으로 나타나고 있다.

능률 향상, 최고의 생산성

화기애애한 분위기와 성원들의 건강한 에너지는 필연적으로 집단의 능률 향상으로 이어져 소기의 목표 달성이 용이하게 된다. 즉, 노동생산성의 극대화가 이루어진다.

놀라운 자발성과 헌신성

집단 센터링이 되면 성원들은 상상을 넘어설 만큼 자발성과 헌신성이 높아진다. 청소와 정리 정돈, 궂은 일 자처하기, 동료 위로 등을 자발적으로 하게 된다.

학생들도 주위에서 특히 부모가 '공부해라.', '정리정돈 좀 해라.' 하고 아무리 말해도 소용이 없다. 자기 스스로 내면에서 우러나와야 제대로 잘하게 되는 것이다. 센터링은 이러한 놀라운 자발성을 유도한다.

불가침

센터링이 된 조직은 난공불락의 성(城)이다. 그 조직에 침입해 조직을 와해시키려는 자는 크게 놀라고 당혹하게 된다.

예전에 절도 전과자 모임에서 누군가 밝힌 얘기 중에 이런 내용이 있다. 도둑이 물건을 훔치려고 남의 집에 들어서면 제일 먼저 현관에 놓여 있는 신발을 본다고 한다. 그래서 만약에 그 집 식구의 신발들이 가지런히 놓여 있으면 두려워서 도저히 들어가지 못하고 그냥 나온다는 것이다. 즉, 센터링이 된 가정의 모습을 보고 그 에너지에 질리는 것이다. 회사나 조직 또한 마찬가지이다.

3) 센터링의 특성

불가능은 없다

센터링은 엄청난 에너지원이다. '지성이면 감천(感天)'이라 했고, '정신이 하나로 통일되면 이루지 못할 일이 없다

(精神一到何事不成).’고 하였다. 또 ‘일체유심조(一切唯心造)’라고도 하였다. 모든 것은 성원들이 마음먹고 하기 나름이다. 아무리 불경기에도, 수많은 기업이 도산해도 잘 되는 기업은 언제나 있게 마련이다.

열린 자, 깨달은 자의 위력(에너지)은 실로 대단한 법이다. 예로부터 의인(義人)이 한 사람만 있어도 인류가 멸망을 면하고 구제된다고 하였다. 조직 내에 한 사람만 제대로 센터링이 되어 있어도 그 조직은 잘되는 방향으로 나아가게 된다.

다수가 센터링되어 있다면 더욱 발전하게 된다. 만약에 CEO가 센터링이 되어 있다면 가장 이상적이다. 그렇다면 그 조직은 무궁한 발전이 보장될 것이다.

센터링은 엄청난 파급효과가 있다

이심전심(以心傳心), 심심상응(心心相應)이라 하듯이 마음의 전파력과 공명(共鳴)의 효과는 지대하다. 하품이 주위에 전파되는 것을 생각해 보라. 웃는 얼굴, 평화스런 얼굴은 주위에서 바라보는 이마저 편안하게 해 준다.

분노의 감정도 놀라운 전파성이 있다. '종로에서 뺨 맞고 한강에 가 눈 흘긴다.'는 속담처럼 회사에 짜증스런 일이 있으면 집에 와서 아내에게 화를 내게 된다. 그러면 이는 다시 아이들에 대한 아내의 화풀이로 이어진다.

센터링으로 무심(無心)을 체득한 사람은 그 마음속에 가장 강한 에너지인 진공(眞空)의 에너지를 갖게 된다. 따라서 그 에너지는 모두에게 큰 영향을 미치며, 무섭게 주위로 전파된다.

2. 집단 센터링의 수련방법

집단 센터링을 하면서 개인과 팀의 비전을 생각하는 것이 중요하며, 그 방법은 크게 2가지가 있다. 센터링이 된 각 개인이 모여 집단 센터링을 이루는 방법, 집단 센터링을 통해 성원의 센터링을 이끄는 방법이 그것이다.

1) '개인 집단'식

이는 각 개인의 센터링된 에너지가 모여 집단에 전파됨으로써 집단 센터링이 되는 과정이다. 여기에는 다시 상향식과 하향식이 있다. 상향식은 일반 성원(평사원) 개개인의 센터링이 모여서 마침내 집단 센터링이 되는 과정이다.

한편, 하향식은 간부(리더, 팀장, CEO)의 센터링 에너지가 아래로 전달되는 방식이다.

아무튼 이 두 방법 모두 조직 내의 많은 사람들이 개별적 전파 과정을 거쳐 센터링 상태가 되어 있어야 집단 센터링을 할 수 있다.

2) '집단 개인'식

지난 2002년 월드컵에서 온 국민이 하나가 되었던 경험처럼 집단 센터링의 체험은 일순간에 성원을 모두 센터링 상태로 이끌 수 있다. 이는 집단 전체의 센터링을 통한 성원 개인의 센터링화 과정이다.

이를 위한 구체적인 방법으로는 집단의 공동행위, 소리

(음악), 그림, 공동작업, 나눔, 의식 등이 있다.

물론 이는 조직 내부에서 지속적으로 성원들이 개별적 센터링을 도모하지 않으면 일회성이 되기 쉽다. 2002년 월드컵의 열기가 국가 발전으로 이어지지 못하고, 최근의 국론 분열 및 대립 양상의 심화로 나타나는 것이 단적인 예이다.

3. 집단 센터링의 실천

센터링은 나를 살리고, 남을 살리며, 모두를 살리는 생활 속의 수행법이다. 또한 최상의 처세학, 성공학이다.

집단 센터링을 위해서는 성원들이 함께 다음과 같은 방법을 실천해 보자.

1) 미소 나누기

회사 내에서 동료들을 볼 때마다, 마주치는 사람마다 미

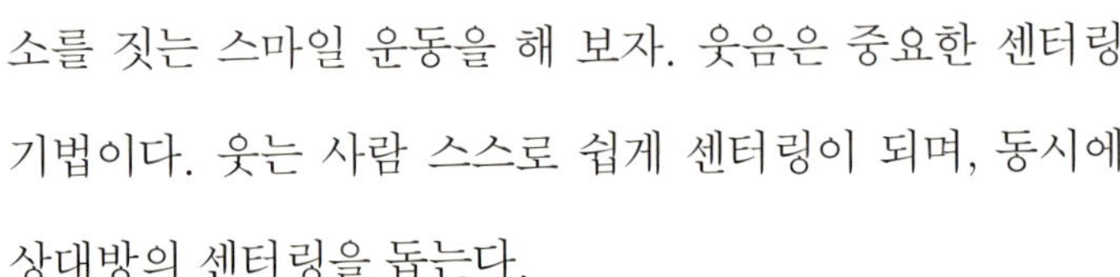

소를 짓는 스마일 운동을 해 보자. 웃음은 중요한 센터링 기법이다. 웃는 사람 스스로 쉽게 센터링이 되며, 동시에 상대방의 센터링을 돕는다.

2) 엄지손가락 들기

'역시 자네야!', '자네가 최고야!' 하고 상대방을 고무·격려하기 위해 엄지손가락을 치켜세워 보자. 에너지는 피드백되는 현상이 있다. 아시시의 성자(聖者) 프란체스코의 기도처럼 '사랑은 줌으로써 받는 것'이다. 사랑의 에너지는 상대방에게 줌으로써 동시에 자신이 받게 된다.

우리가 주위 사람들에게 격려와 사랑의 에너지를 보낼 때, 동시에 우리 자신에게도 많은 에너지가 들어온다. 특히 엄지손가락을 세우는 제스처를 하면 폐경(肺經)이 강화되어 폐, 대장(大腸)과 신장(腎臟), 방광(膀胱)이 튼튼해진다.

3) 등 두드리기

가까운 동료나 부하를 볼 때마다 '힘들지? 힘내게! 난 자넬 밑네.' 하면서 등을 두드려 주자. 그때 상대방이 받는 무형의 에너지는 이루 말할 수 없을 정도이다.

가정에서는 자녀에게도 이렇게 해 보자. 야단을 맞으면 자꾸 움츠러들고 내심 반발심이 생기게 된다. 혹 잘못이 있어도 말 없이 등을 두드려 주자. '변함없이 그대를 사랑하고 있다.'는 사랑의 마음을 보내 보자. 상대방은 확실히 전보다 더 잘하려고 노력할 것이다.

4) 박수 치기

'짜짜 – 짜짝짝 –' 등 집단의 특성을 담은 고유한 박자로 박수치기를 반복해 보자. 모든 성원이 일사불란하게 몇 차례 박수를 치고 나면 한결 사기가 충전되며, 자부심과 더불어 강한 의욕이 생기게 된다.

또한 손뼉을 치면 심장과 관계된 경맥이 자극을 받아 심장이 건강해지고 스트레스가 저절로 해소된다.

5) 구호 외치기

우리가 외쳤던 '대 ─ 한민국'처럼 집단의 목표나 비전, 특성 등을 담은 간단한 구호를 외쳐 보자. 이때 손짓이나 몸짓을 함께 곁들이면 한결 흥이 나고 에너지가 모이게 된다. 몇 차례 힘차고 일사불란하게 구호를 외치고 나면 스트레스도 풀리고 사기가 충천하며, 자부심과 의욕이 생긴다.

성원들이 센터링을 안다면 수시로 일터에서, 회식 자리에서 '센터링!'하고 외쳐 보자. 두세 번 반복해도 좋다. 센터링이라는 말에는 엄청난 에너지가 담겨 있다. 센터링을 아는 사람은 누구나 센터링을 외칠 때마다, 센터링을 생각할 때마다 자신의 내면에 큰 에너지가 생기는 것을 느낄 것이다.

6) 노래 부르기

중요한 행사 때마다 혹은 수시로 집단의 단결과 센터링을 유도하는 노래를 불러 보자. 노래는 행진곡 풍이나 고전 민요조보다 요즘 유행하는 박자로 만들면 더 친근감이 있어서 좋다. 음악(노래)은 함께 부르는 사람들을 하나로 묶는 효험이 있다.

7) 메시지 보내기

이메일, 전화, 팩스, 문자 메시지 등 다양한 전달 매체를 통해 수시로 격려의 메시지를 주위 사람들에게 보내 보자. 누군가가 깊은 빌딩 숲 속으로 띄운 위문편지를 읽을 때 받는 뭉클한 감동은 결코 적지 않다.

8) 센터링 안마해 주기

일과를 시작할 때나 회의를 할 때 혹은 휴식 시간에 동료들 간에 어깨 안마 등을 서로 해 주면 스킨십이 생겨서 집단 센터링이 쉬워진다.

9) 비전과의 결합

아침 조회 시간 등에 센터링 상태에서 수시로 비전을 성원들과 함께 상상해 보자. 개인이 가진 꿈과 집단의 목표를 구체적으로 상상해 보자.

비전과 목표는 큰 힘을 준다. 현실이 아무리 어려워도 역경을 극복하고 일을 추진하는 엄청난 에너지가 생기게 해 준다.

12 생활 센터링

우리는 몇 가지 센터링 기법을 통해 하루 24시간 센터링을 체험할 수 있다. 와식 센터링을 하면서 잠을 자고, 아침에 눈을 떠 입식 센터링을 하며, 출퇴근길에도, 그리고 일터에서도 수시로 센터링을 해 보자. 불과 3분만에 피로가 풀리고 몸과 마음과 영혼이 합일되어 최고·최적의 상태를 쉽게 만들 수 있다. 또한 센터링 상태에서 자기 자신의 비전을 항상 생각한다면 그 꿈은 반드시 이루어질 것이다.

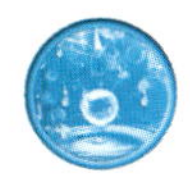

1. 생활 센터링이란

1) 생활 센터링의 의미

일상생활 중에 하는 센터링 수련을 생활 센터링이라고 한다. 우리는 생활 중에 틈틈이 센터링을 해서 건강, 목표 달성(비전의 실현) 등을 얻을 수 있다.

하루 생활 중에 할 수 있는 센터링을 알아보자. 불과 1, 2분만 해도 즉시 피로가 풀리고 원기(元氣)가 샘솟는 것을 느낄 것이다. 마음만 먹으면 24시간 센터링이 얼마든지 가능하다. 우리가 무슨 일을 하든지 그 일은 센터링 수련의 대상이 될 수 있다.

2) 생활 센터링의 목적

'3년 고개' 설화가 있다. 넘어지면 3년밖에 못 산다는 전설이 있는 고개에서 한 영감이 넘어진 후 크게 낙심하여 집에 돌아와 몸져 누웠다고 한다. 그러자 그 동네의 지혜로운 청년이 꾀를 내어 그에 말했다.

"다시 그 고개에 가서 자꾸 넘어지십시오."

10번 넘어지면 30년, 100번 넘어지면 300년이 보장되는 것 아닌가. 그 영감, 즐거운 마음으로 달려가 수십 차례 넘어졌음은 물론이다.

옛 성현들처럼 도(道)를 통한 분들은 언제나 24시간 내내 센터링 상태에 있다. 하지만 너무 부러워할 필요는 없다. 우리도 가능하다. 모로 가도 서울만 가면 되지 않는가. 불과 10분만이라도 센터링이 지속될 수 있다면 10분마다 센터링을 하면 된다. '작심삼일(作心三日)'이라고 비웃지 말자. 사흘마다 계속 새로운 결심을 하면 되지 않는가.

이렇게 하루 수십, 수백 번 센터링을 한다면 센터링에 가속도가 붙는다. 그래서 더 빨리, 더 깊이 센터링이 될 수 있으며 센터링 상태에 있는 시간도 점점 길어지게 된다.

문제가 생겼을 때마다, 틈이 나는 대로, 변화가 있는 대로 즉시 센터링을 한다. 누군가를 기다리는 시간에도 놀거나 잡념에 빠지지 말고 센터링을 해 보자.

2. 생활 센터링의 수련방법

센터링을 생활화하면 나날이 건강해지고 변화되는, 확신에 가득 찬 자신을 발견하게 된다. 건강과 자신감은 보람 있고 활기찬 직장 생활과 성공적인 삶으로 이어질 것이다.

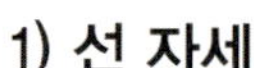

1) 선 자세

서 있을 때는 무조건 무릎을 약간 굽혀 입식 센터링 자세를 취한다. 이는 서서 일하는 사람들에게 매우 중요한 건강 정보이다.

무릎을 쭉 편 자세로 오래 서 있으면 요통과 하체 질환이 생기기 쉽고, 여성의 경우 부인과 질환이 발병하기 쉽다. 그러나 입식 센터링 자세로 서 있으면 하체와 허리가 강화되며 센터링 호흡이 저절로 되므로 건강에 말할 수 없이 좋다.

2) 앉은 자세

일을 할 때 센터링을 하면 일의 능률이 크게 오른다. 의자에 앉아서는 의자식 센터링 자세로 센터링 호흡을 한다. 일을 하다가 손이나 어깨, 목 등이 피로하면 즉시 이완 센터링(손목·어깨·목 돌리기 등)을 해 보자. 눈이 피로하면 센터링 안마로 피로를 풀자.

틈틈이 발뒤꿈치를 들고 엄지발가락을 바닥에 댄 채 있

어 보자. 즉시 단전에 많은 기운이 모이게 되고 간(肝)과 신장(腎臟), 위(胃)가 튼튼해진다.

3) 누운 자세

자리에 누워서도 센터링 호흡을 하면 피로회복이 빠르고, 숙면을 취할 수 있다. 처음에는 바르게 누운 자세로 센터링 수련을 하고, 숙달이 되면 옆으로 눕거나 엎드리거나 해도 아무 상관이 없다. 편안한 자세로 계속 센터링 호흡을 하면 된다.

4) 걷는 자세

건강을 위해 가까운 거리는 걷도록 하고, 식사 전후나 아침저녁으로 많이 걷도록 하자. 걸을 때는 무조건 보식(步式) 센터링을 해 보자.

특히 계단은 훌륭한 센터링 수련장이다. 10층 이내는 가급적 엘리베이터를 이용하지 말고 걸어서 오르내리도록 한다. 그러면 최고의 센터링 수련이 된다. 올라갈 때는 가급적 천천히 숨을 쉬면서 2계단씩 오른다. 내려갈 때도 천천히 숨을 쉬면서 발뒤꿈치를 들고 걸어 보자.

3. 생활 센터링의 실천

1) 아침에 하는 생활 센터링

아침에 눈을 떠도 간밤의 피로가 풀리지 않아 자리에서 일어나기 힘든 경우가 많다. 그럴 때는 자리에 누운 채 손목이나 발목 돌리기를 해 보자. 좌우로 각각 5회씩만 돌리면 즉시 대뇌가 각성되어 잠이 깨므로 쉽게 일어날 수가 있다.

자리에서 일어나서는 반드시 입식 센터링을 1분만 한다. 이때 유의점은 화장실을 가지 말고 수련해야 한다는 것이다. 입식 센터링을 하는 동안에, 밤새 신장과 방광에 가득 모인 수기(水氣)가 기화(氣化)하여 간(肝)으로 가서 간을 보호해 주므로 간이 건강해진다. 이는 간을 튼튼하게 하는 최고의 비방이다.

그러고 나서 화장실을 간다. 화장실에서도 의자식 센터링을 해 보자. 용변이 용이해져 쾌변이 되고 배변 시간도 짧아진다. 화장실에서의 독서는 삼가도록 하고, 가급적 신문은 밖에 나와 입식 센터링 자세로 서서 읽도록 한다. 세수나 샤워를 할 때도 입식 센터링을 응용한 자세로 해 보자.

식사를 할 때마다 먼저 약식 센터링을 한다. 그래야 과식을 막을 수 있다. 식사는 기가 많이 든 식품을 중심으로 소식(小食)을 하고, 육류보다는 생선이나 채소류를 많이 섭취한다.

2) 출퇴근길에 하는 생활 센터링

가까운 거리는 차량을 이용하기보다 가급적 건강을 위해 많이 걸어 보자. 걸을 때는 언제나 보식(步式) 센터링을 한다. 3보식(혹은 6보식)을 수련하면 된다. 계단을 오를 때는 센터링 호흡과 함께 2계단씩 오르고, 내려갈 때는 발뒤꿈치를 들고 걷는다.

자가 운전을 할 경우에는 틈틈이 이완 센터링을 한다. 신호 대기 때마다 손목 돌리기로 피로를 풀고, 목·어깨·허리 돌리기를 한다. 그리고 틈틈이 센터링 호흡을 해 보자. 길이 막혀도 즐겁게 할 일이 많아서 전혀 짜증이 나질 않으니 마음공부가 절로 된다.

대중교통을 이용하는 사람들에게 버스나 지하철은 최고의 센터링 수련장이다. 빈 자리가 있어서 앉아 갈 때는 두 발끝을 세워서 엄지발가락만 땅에 대어 보자. 즉시 단전에 많은 에너지가 모이는 것을 느낄 수 있다. 그 자세로 고요하게 의자식 센터링을 해 보자.

서서 갈 때는 무릎을 살짝 굽힌 채 약식으로 입식 센터링을 해 보자. 그밖에도 하루 중에는 차나 사람을 기다릴 때, 서서 일을 할 때, 강의 또는 대화를 할 때, 양치할 때, 싱크대 앞에서 작업할 때 등 서 있는 시간이 많다. 그럴 때는 언제나 무릎을 약간 굽혀서 입식 센터링 자세로 서 있도록 한다. 손은 상황에 따라 자유롭게 하면 된다.

3) 오전 근무 중에 하는 센터링

출근해서 하루 일과를 시작할 때는 언제나 약식 센터링을 한다. 그리고 자신의 일을 센터링 수련이라 생각하고 해 보자. 그러면 피로감도 덜하고 일에 심취하여 혼(魂)이 담긴, 생산성 높은 일을 하게 된다.

컴퓨터를 켤 때(부팅 시)마다 언제나 약식 센터링을 습관화해 보자. 전화가 올 때나 전화를 걸 때는 언제나 신호음이 들리면 약식 센터링을 한다.

컴퓨터 앞에서 작업을 할 때는 언제나 좌식 센터링을 곁들이고 센터링 호흡을 생활화하면 전자파 피해를 줄일 수 있다. 일을 하는 도중에 수시로 이완 센터링과 센터링 안마를 하여 눈과 어깨, 목, 허리 등의 피로를 풀어 준다. 피곤할 때마다 눈을 감고 잠시 센터링을 한다. 화장실을 갈 때마다 잠시 입식 센터링을 해 보자. 심신이 더할 나위 없이 상쾌해진다.

4) 오후 근무 중에 하는 생활 센터링

점심식사 후에는 가벼운 산책을 하며 보식 센터링을 해 보자. 오후 일을 시작하기 전에 이완 센터링과 입식 센터링으로 잠시 몸을 풀어 주면 좋다. 오후 일과를 시작할 때도 다시 한 번 약식 센터링을 한다.

몸이 아프거나 안 좋을 때는 즉시 아픈 부위를 향해 의념 이완 센터링을 해 보자. 가령, 위가 안 좋으면 앞서의 이완을 해서 발바닥으로 내린다(2부 4장 이완 센터링 중 의념 이완 센터링 참고).

화가 나거나 스트레스를 받을 때마다 즉시 센터링을 한다. 특히 미소 호흡을 해 보자. 중요한 만남이 있거나 상담을 할 때는 반드시 먼저 센터링을 해야 한다.

판매, 강의, 기다림, 대화 등 서서 일하는 사람들은 더 자주 센터링(입식 센터링 등)을 해야 피로감이 적다. 앉아서 연구, 작업, 대화 등을 할 때는 언제나 좌식 센터링을 함께한다.

담배를 피우고 싶을 때마다 먼저 센터링을 해 보자. 흡

연욕은 스트레스로 인한 심호흡의 욕구를 말한다. 따라서 센터링을 하고 흡연을 하면 한결 흡연 욕구가 사라진 상태에서 담배를 피우게 되므로 덜 피우게 되고, 맛도 덜하게 된다.

오후에도 수시로 센터링 체조(이완 센터링)로 관절 돌리기, 스트레칭 등을 한다. 그리고 수시로 센터링 안마를 하며 옆의 동료에게도 센터링 안마를 해 주어서 그들의 업무 능률이 오르도록 도움을 주자.

5) 저녁에 하는 센터링

퇴근 후 약속이 있을 경우에는 약속 장소로 가는 길에도 센터링을 해 보자. 거리에서나 찻집에서 사람을 기다릴 때도 가만히 있지 않고 센터링을 하면 지루하지 않다.

함께 저녁식사를 할 때도 약식 센터링을 잊지 말자. 술자리에서는 과음, 과식, 기름진 음식을 피하고 수시로 의념 이완 센터링으로 주기(酒氣)를 배출한다.

화장실에 갈 때마다 입식 센터링을 잠시 하면 한결 취기가 덜 오르게 된다. 자리에 앉아서도 수시로 좌식 센터링을 해 보자.

6) 귀가 후 하는 센터링

TV를 볼 때는 언제나 좌식 센터링을 한다. 소파에 비스듬히 앉지 말고 바른 자세로 앉아서 센터링 호흡을 해 보자. 그리고 수시로 센터링 체조를 곁들인다. 틈틈이 얼굴, 가슴, 배 등의 안마도 한다.

아이들은 부모를 따라하게 마련이다. 따라서 어느새 아이들이 부모의 자세와 행동을 그대로 흉내 내고 있는 것을 볼 수 있을 것이다. 이것이 바로 무위(無爲)의 교육이다.

조리나 설거지 등 가사노동을 할 때도 입식 센터링 자세로 하면 피로감이 적고 건강에도 좋다.

부부관계를 가질 때도 언제나 센터링으로 합일감을 즐겨 보자. 먼저 대사(大事)를 치르기 전에 샤워를 하면서 입식 센터링을 잠시 하고, 대사 중에도 센터링 호흡을 곁들이면 기쁨이 배가 되니 금상첨화이다. 당연히 대사 후에도 샤워를 하면서 입식 센터링으로 마무리를 하면 완벽하다.

잠자리에 들기 전에는 5분만 센터링 수련을 해 보자. 이 시간을 활자시(活子時)라고 하는데 이때는 심신이 이완되어 수련효과가 크다. 간단한 이완 센터링을 한 후에 입식 센터링을 한두 차례 한다. 그리고 자리에 앉아서 잠시 좌식 센터링을 한다. 그러면 하루의 피로가 말끔히 풀리는 것을 느끼게 된다.

자리에 누워서 취침을 할 때는 언제나 와식 센터링을 한 후에 잠을 자도록 한다.

이렇게 센터링을 생활화하면 우리는 건강하고 행복한 생활, 성공적인 생활을 영위할 수 있다. 센터링의 생활화는 곧 평생 수행하는 삶을 사는 것을 의미한다. 매 순간순간 나 자신에게 충실하며 최선을 다하는 최고의 삶이 된다.

마침내 이 세상에서 우리의 모든 사명을 마치고 떠나는 날 우리는 행복하게 웃으며 선종(善終)을 맞게 될 것이다. 나이 든 분들의 큰 소망 중 하나는 죽을 때 곱게, 편안하게 죽는 것이다. 물론 이는 저절로 되는 것이 아니다. 우리가 살아 있는 동안 어떻게 살았는가 하는 총체적인 결실로서 죽음을 맞게 되는 법이다. 늘 수행하는 생활, 센터링의 생활화는 그래서 더욱 중요하다.

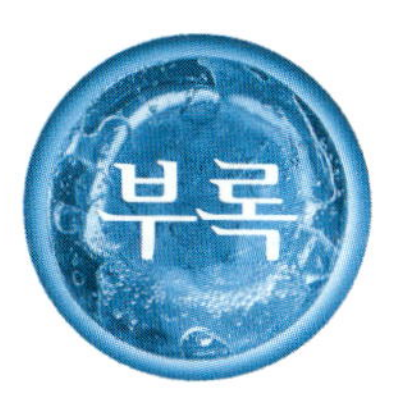

부록

센터링 체험기 /
개인 및 조직의 획기적 변화관리 프로그램

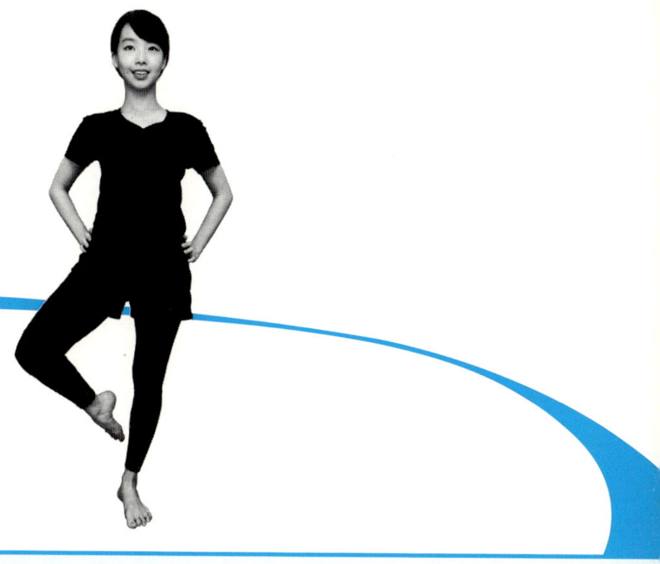

변혁의 세기에 중심을 잡고 산다는 것은 쉬운 일이 아니다. 하지만
센터링 수련을 통해 개인은 명확한 비전과 목적의식 그리고
열정을 갖고 살 수 있을 것이며 기업은 새로운 활력이 넘치는
신바람을 얻음으로써 일할 맛 나는 조직으로 바뀔 수 있을 것이다.

위기에서 탈출하는 센터링

김동철(스포츠조선 편집부국장)

'여러분, 행복하십니까?'

예전에 대선 후보였던 한 정치인을 패러디하는 개그맨이 방송을 통해 퍼뜨려 놓은 유행어이다.

이 질문에 '행복하다.'고 자신 있게 대답할 수 있는 사람이 과연 몇이나 될까?

행복이란 신기루나 유토피아 또는 불로초처럼 이 세상에 없는 것이기 때문에, 역설적이게도 그것을 더욱더 갈구하고 발이 부르트도록 찾아다니는 것은 아닐까?

행복의 적이 스트레스라면 행복을 찾으려는 사람은 당연히 스트레스를 떨쳐 버리고 싶은 욕구를 갖게 마련이다. 심리학에서 보면 그것은 평상심을 가지려는 현상(status quo) 회복 심리에서 나온다.

뇌파를 어지럽게 만드는 '스트레스, 그것을 어떻게 해결할 것인가.

혹자는 '스트레스를 버리려 하지 마라. 친구처럼 보듬고 더불어 같이 가다 보면 어느새 해결의 실마리를 찾을 수 있을 것이다.'라는 선문답 같은 치유법을 들려 주기도 한다.

내가 최근에 체험한 수련은 확실히 뭔가를 느낄 수 있는 것이었다. 이른바 센터링이다.

축구에서 승부차기를 할 때 공을 차는 선수가 가장 필요로 하는 순간적 지혜는 아마도 집중력일 것이다.

골대를 향한 무아지경의 집중력, 그것은 지난 2002년 월드컵 때 홍명보 선수가 결정적인 승부를 가를 때의 그 찰나적 기운, 즉 집중력과도 맥이 통하는 것이다.

중심, 중앙, 아치를 뜻하는 센터링은 정신의 집중(concentration)과도 뜻이 통한다.

따라서 센터링 수련은 곧 집중력 강화 훈련이었다.

미국의 토마스 크럼이라는 교수에 의해 창시된 센터링은 중국 전통의 선(禪)과 기공(氣功)에다 합기도가 가미된 것으로, 미국에서 선풍적인 유행의 바람을 타고 있다고 한다. 혼돈과 두려움을 이겨내고 마음의 평정을 얻으려 한다는 점에서 보행명상과 호흡법을 골간으로 하는 틱낫한(Thich Nhat Hanh) 스님의 다음 주장과 비슷하다.

'호흡은 삶과 의식을, 그리고 육체와 사고를 하나로 결합하는 가교입니다. 정신이 산란해질 때마다 호흡을 하여 마음을 다잡으십시오.'

센터링의 주요 키워드는 호흡법이다. 복식호흡이자 단전호흡인데, 이는 하단전(배꼽 밑 세치 부분)에 기를 모으는 방법으로 위장병과 고혈압 등의 치료 및 집중력 강화에 효과가 있다고 한다. 명상과 곁들인 이 호흡법은 실제로 아주 간단한 동작인데 훈련을 하다 보면 자기도 모르게 어디서 솟아나는지 모를 기운의 흐름을 느낄 수 있다. 초보자인 내가 단지 상상하는 의념(意念)만으로도 구체적인 기감(氣感)을 느꼈다고 한다면 지나친 말일까? 기공 전문가에 따르면 그것은 바로 '마음이 가는 곳에 기가 간다.'는 심도기도(心到氣到) 정신에 다름이 아니다.

최근 채용정보업체 잡링크가 직장인 2,718명을 대상으로 실시한 설문에서 '직장에서 스트레스를 받고 있는가?'라는 질문에 89%가 '그렇다.'고 대답했고 '스트레스로 인해 질병을 앓아 본 적이 있는가?'라는 질문에는 76%가 '그렇다.'고 대답했다. 스트레스로 인한 질병으로는 '불안, 우울, 불면증'(36%)이 가장 많았고 '신경성 소화기 장애'(33%), '긴장성 두통, 기억력 감퇴'(21%), '고혈압'(7%) 등이 뒤를 이었다.

어느덧 직장 문화는 조로 현상을 보이고 있다.

우리 시대에서 40대의 4는 死(죽을 사)를 의미한다고 한다.

40세에는 '체감정년'을 느끼고, '사오정'은 45세 정년을 의미하며, '오륙도'는 56세까지 직장을 다니면 도둑이라는 것을 의미한다는 웃지 못할 유행어가 40대 위기론을 강화하고 있다.

스트레스를 받는 직장인이여, 센터링의 신비한 체험을 한번 해 보시길 권한다.

센터링, 그 놀라운 힘

강신우(D 테크놀로지 대표)

우연히 센터링 소식을 듣고 나서 왠지 호기심이 생겼다. 그래서 바쁜 일정을 뒤로 미룬 채 센터링 워크숍에 개인 자격으로 참석했다. 확실히 새롭고 경이적인 교육이었다. 그동안 수많은 교육을 받아 보았지만 이처럼 신선하면서도 단기간에 효과를 체험할 수 있는 프로그램은 없는 것 같다.

센터링은 확실히 스트레스 관리에 탁월한 효과가 있다. 난 교육 중에 스트레스 해소 방법을 무술 동작에 비유해서 도복 입은 사범들이 물 흐르듯 상대방의 거친 공격을 부드럽게 흘러 보내던 모습을 잊을 수가 없다.

사실 나는 최근까지 몇 차례나 화가 폭발할 뻔한 일이 있었다. 특히 며칠 전에는 한 채무자와 심하게 다툰 일이 있다. 그 순간 내가 화를 못 참았다면 아마도 심각한 사태가 벌어졌을 것이다. 어쩌면 평생 후회하게 되었을지도 모른다.

그런데 그 순간 센터링이 떠올랐다. 불과 0.1초나 될까. 한 순간, 행동을 한 박자 늦추니 사태가 더 넓고 명확하게 내 시야에 들어왔다. 그렇다. 내게도 잘못이 있지 않은가. 일시 화를 누그러뜨리니 사태를 해결할 방도가 떠올랐다. 그것만 해도 나는 센터링의 효과를 크게 보았다고 생각한다.

센터링은 건강관리에도 그만이다. 우리의 몸은 마음과 연결되어 있으며, 마음이 근본이다. 따라서 마음을 먼저 다스리지 않으면 병은 치유되지 않는다. 무엇이든 근본을 치료하지 않으면 언제고 재발하게 마련이다. 교육 시간에 들으니 마음이 평화롭고 영혼이 행복하면 저절로 살이 빠지고 아름다워진다고 한다. 또한 건강해지며, 성공은 일부러 부르지 않아도 찾아온다는 것이다. 난 센터링을 통해서 이 사실을 확실히 체험하고 있다.

제일 인상적이고 흥미로운 것은 생활 센터링의 방법들이다. 앉거나 서거나 걷거나 일을 하거나, 심지어 누워서도 어디서나 쉽게 할 수 있는 센터링의 기법들은 참으로 효과적이다. 나는 그동안 체중이 5kg이나 빠졌고 검붉었던 얼굴에 윤기가 나게 되었으며 피부도 한결 젊어졌다. 요즘은 만나는 사람마다 젊어졌다고 난리다. 기억력도 확실히 좋아졌고 정력도 엄청 좋아졌다. 스트레스 관리의 효과가 그렇게 큰가보다.

센터링은 인생을 흔들림 없이 살아갈 지혜와 용기, 신념을 불어넣어 주는 위대한 프로그램이다. 센터링이 된 가정이나 회사는 일류 가정, 일류 기업이 될 것으로 확신한다. 난 우리 회사 직원들에게 단계적으로 센터링 교육을 시킬 예정이다. 그리고 가을에는 아들딸도 교육에 참가시키려고 한다.

너무나 상쾌한 아침이다. 센터링의 힘은 참으로 위대하다. 입식 센터링을 잠시 하고 나서 화장실로 들어선다. 불과 1분만에 대사를 치르고 나오니 통쾌하기 이를 데 없다(과거엔 30분 이상 애를 써도 잘 안 되었다). 콧노래가 절로 나온다.

오늘도 멋진 센터링을 해야지~.

센터링, 슛, 골인

홍인규(H물산 교육팀장)

센터링 교육에 참가해 보자는 상사의 요청을 받고 처음에는 솔직히 좀 망설였다. 요즘 기업교육에 이와 유사한 소위 자아혁신 프로그램이 범람하고 있지만 내용은 대동소이했기 때문이다. 분명 색다른 체험이 될 것이라는 말에 혹시나 하는 마음으로 워크숍에 참여했다.

아침 일찍 차를 몰고 1박 2일로 예정된 용인의 연수원에 도착했다. 강의장에는 경쾌한 음악이 흐르고 있었고, 벌써 여러 사람이 먼저 와서 앉아 있었다. 9시 넘어서 예정 시간보다 좀 늦게 연수가 시작되었다. 한 강사가 나오더니 인디언 민속음악에 맞춰 몸을 풀고 춤을 추라고 했다. 처음엔 좀 어색했지만 경쾌하면서도 신비한 음악에 심취해서 빨려 들어가듯이 못 추는 춤이나마 춤을 추었다. 그리고는 옆에 앉은 중년 여성과 짝이 되어 서로 안마로 몸을 풀어 주었다. 아마도 참가자들 간 스킨십을 통해 분위기를 형성하게 하기 위해서이리라. 이렇게 시작된 센터링 워크숍은 시종일관 매우 흥미로웠다. 나의 경우 바닥에 앉는 것이 생활화되지 않아서 좀 불편하긴 했지만 아무튼 매시간 이론 중심이 아닌 실습과 체험 위주의 교육 프로그램이어서 더욱 좋았다.

매시간 교육이 시작되면 우리는 3분간 명상(좌식 센터링)을 했으니, 이틀 동안 한 명상만 해도 10여 차례는 되었다. 수련이 끝나갈 무렵이 되자 나는 명상의 효력을 느끼기 시작했고, 마음 깊은 센터로 몰입이 되는 것 같았다.

또한 탑 쌓기나 격파 등을 통해 집중력의 성과를 자신이 직접 느끼게 했기에 흥미진진했다. 특히 둘째 날 난타 연습은 아주 훌륭했다. 생전 해 본 적이 없는데, 불과 한 시간만에 타악기 연주법을 익혀서 각 팀별로 멋진 공연까지 했으니 실로 센터링이 되면 불가능이 없는 것 같다.

센터링이란 생각할수록 흥미로운 개념이다. 너무나 격동적이고 현대인의 감각에 맞는 수행법이다. 축구에서 센터링은 골문 앞 중앙으로 공을 띄워 주는 것이다. 그러면 한 선수가 달려 나와 강한 왼발 슛을 하고, 이어서 골인의 함성이 터져 나오게 된다. 얼마나 짜릿하고 감동적인 순간인가. 그러나 이 골인을 위해서는 센터링이 되어야 한다. 볼도 센터링, 선수도 센터링(집중)이 되어야 한다.

나만의 생각인지 몰라도 나는 센터링이라는 말에서 무궁한 에너지를 느낀다. 센터링이라는 말만 들어도 역동적으로 뭔가 큰 에너지가 나의 내부에 응집되고, 정신통일이 되면서 말할 수 없는 자신감으로 온몸이 충만해짐을 느낀다. 아마 워크숍에 참가해서 센터링을 알게 된 사람들은 모두 그러할 것이다.

특히 센터링은 생활 속에서 활용하기가 쉬워서 더욱 가치 있다. 아무리 좋아도 절차가 복잡하고 번잡스럽다면 실행하기 어려울 것이다. 특히 센터링을 통한 집중의 힘은 참으로 엄청나다.

나는 일을 하다가도 스트레스를 받는 순간이 오면 즉시 센터링을 한다. 커피를 마실 때도, 운전을 할 때도, 컴퓨터를 켤 때도, 사람을 만날 때도 먼저 센터링이다. 센터링을 하기 위해 무슨 엄청난 노력이 필요한 것도 아니고, 그것이 어려운 일도 아니다. 잠시 1, 2초간 센터링을 하고 나면 나의 심신은 순간에 새로워짐을 느낀다. 그러고 나서 일을 해 보면 확실히 다르다.

나는 전보다 잡념이 많이 없어졌고 공연한 불안과 초조감에서 해방되었다. 전에는 부하 직원들이 못미더워서 직접 내가 챙기곤 하던 일들도 내가 변하고 보니 대부분 그들을 믿고 맡기게 되었다. 나는 뒤에서 그들을 끊임없이 격려하면서 센터링의 에너지를 보내 준다. 최근에는 우리 부서의 분위기도 많이 바뀐 것 같다. 전에는 썰렁했는데 요즘은 화기애애한 웃음이 넘친다. 센터링의 위력이 나타나는 것이다.

난 계속 아침저녁으로 입식 센터링을 하는데, 그래서인지 요즘은 오래 고생했던 허리가 다 나은 것 같다. 또 나는 만성비염으로 호흡이 불편했는데 묘하게도 호흡이 저절로 한결 부드러워졌다.

그뿐이 아니다. 난 전부터 과음을 즐긴 탓으로 간(肝) 수치가 많이 올라가 있었다. 며칠 전 병원에서 간기능검사를 받을 때만 해도 은근히 긴장을 했는데 놀랍게도 정상으로 나온 것이 아닌가. 실로 몇 년 만인지 모른다. 아마도 센터링에서 알려 준 '간을 건강하게 하는 도가(道家)의 전통 비방(秘方) 덕분이라고 생각한다. 확실히 요즘은 스트레스를 덜 받아서인지 술도 전보다 덜 먹게 되고, 담배도 훨씬 덜 피운다. 술, 담배를 안 하니 그렇게 마음이 편할 수가 없다.

센터링은 이렇게 소리 없이 내 삶을 변화시켜 주었다. 언젠가 내 인생의 목표를 향해 슛, 골인하는 그날까지 난 열심히 센터링을 할 것이다.

센터링으로 다시 사는 삶

심진섭(LG카드 인재개발팀장)

지난 봄까지만 해도 잘나가던 회사였는데 최근 들어서는 걷잡을 수가 없다. 비상전략회의, 매일 이어지는 각종 회의, 비상조치 등 하루하루가 스트레스와 갈등 속에 힘겹게 지나가고 있다.

지난달에는 갑작스러운 아버님의 초상까지 겹쳐 몸과 마음은 한계점까지 다다르고 있다. 센터링을 알기 전까지만 해도 이러한 사태가 발생하면 제대로 견디기 어려웠을 터인데 지금은 상황이 달라졌다. 아무리 어려운 상황이 닥친다 해도 나 자신의 중심을 잡고 당당히 나아간다면 그것은 문제가 되지 않는다. 과연 센터링이란 무엇인가?

우연한 기회에 센터링이라는 책을 읽게 되면서 혼돈과 두려움을 이겨낼 수 있게 되었고 삶에 대한 뚜렷한 목적의식과 열정을 갖게 되었다. 아울러 매일매일의 스트레스와

걱정, 분노, 시기 등 나쁜 감정을 다스릴 수 있는 능력을 갖게 되었다. 그것은 일상의 정신없는 분주함 속에서 자신의 내면, 즉 중심을 잡게 하여 내가 삶의 목표나 가치를 명확하게 볼 수 있게 해 주었고 나 자신의 일과 생활에서 높은 생산성을 달성할 수 있게 해 주었다.

그전에는 예기치 못한 어려움을 당하거나 여러 가지 문제에 시달리게 되면 일단 그것들을 피하기 위해 무조건 잊으려 하였는데, 일시적인 위안은 될 수 있었지만 진정한 마음의 평화와 행복을 위해서는 중심을 유지하는 마음, 즉 센터링이 필요하다는 것을 깨닫게 되었다.

센터링이라는 책을 읽은 후 센터링 워크숍에 참가하면서 생활 센터링의 기법을 수련하게 되었고, 하루 3분 정도의 짧은 수련이 다시 사는 삶의 기쁨을 가져오게 된다는 진리를 깨닫는 순간 나 자신은 너무나 놀라게 되었다.

센터링으로 다시 사는 삶을 살게 되었음에 진심으로 감사한다.

Global Solution

개인 및 조직의 획기적 변화관리 프로그램
3분 힐링-Centering Workshop

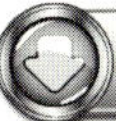 **소 개**

미국 ASTD에서 비전상을 수상한 프로그램으로, 미국의 Aiki Works Inc. 사와 (주)한국센터링이 제휴하여 생활 속에서 부딪히는 여러 갈등과 문제점을 해결하는 방법을 제시하며, 이를 독특한 교육훈련 워크숍으로 개발하여 조직이 지향하는 Win-Win에 도달할 수 있도록 하는 세계적인 교육 프로그램

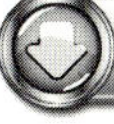 **프로그램의 개요**

- 참가자 중심의 참여형 학습 프로그램
- 시청각 매체를 통한 효과적인 학습 프로그램
- 모든 대상자에게 적용 가능한 성과지향 프로그램

이런 조직에 꼭 필요합니다

- 새로운 활력과 신선함을 필요로 하는 조직

- 갈등과 반목으로 부서 간 섹셔널리즘이 만연한 조직

- 이기주의의 팽배로 주인정신이 미흡한 조직

- 비능률적이고 수동적인 조직

- 신바람운동, 개혁운동에도 개선 효과가 없는 조직

이런 변화와 결과가 있습니다

- **개인에게 기대되는 성과**

  - 개인의 긍정적인 변화를 일으키게 된다.

  - 고정관념의 벽을 무너뜨린다.

  - 자신감 회복 및 새로운 활력이 넘치게 된다.

- **조직에 기대되는 성과**

  - 창의와 도전정신을 증가시킨다.

  - 업무 성과를 향상시킨다.

  - 뚜렷한 목적의식을 갖고 열정적으로 살게 되므로 최고의 성과를 얻게 된다.

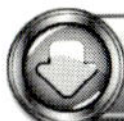 **3분 힐링-Centering 워크숍 과정 구성(1박 2일 10시간용)**

모듈	교육방법	주요내용	시간
1. 웃음과 비움	강의 시범 체험	– 과정 안내 – 힐링이란 무엇인가? – 힐링과 웃음의 관계 – 웃음 사례와 체험 – 힐링과 비움의 중요성	2
2. 비움과 체험, 실습	강의 체험 실습	– 비움은 왜 필요한가? – 몸과 마음의 비움 – 비움 사례 – 비움 방법 안내 – 비움 체험, 실습	2
3. 센터링으로의 초대	강의 시범 체험	– 힐링과 센터링의 관계 – 센터링의 교육목적 – 입문에 앞서 몸과 마음의 상태점검(몸풀기, 명상) – 갈등, 스트레스 및 화(禍)에 대한 이해 – 센터링의 개념과 잠재의식, 센터링 호흡법	2
4. 생활 센터링을 통한 자기관리	강의 시범 사례 체험	– 갈등처리를 위한 센터링과 3Step – 생활센터링의 자세와 방법 – 센터링을 통한 실 생활의 문제해결법 – 3분 힐링 핵심과 실습/입식 센터링 – 입식 센터링, 좌식 센터링, 보식 센터링 체험, 실습	2
5. 최고의 성과	강의 시범 체험	– 최고의 힐링은 센터링 – 센터링 상태 체험 – 비전을 생활화하는 센터링 실습 – 생활 센터링 실습을 통한 집중력과 자신감 고취 – 센터링 상태에서의 최고의 성과 체험, 실습	2
계			10

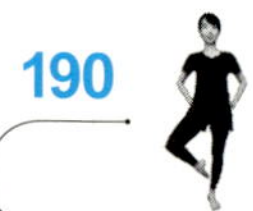
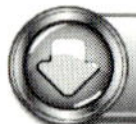

3분 힐링-Centering 워크숍 과정 구성(7시간용)

모듈	교육방법	주요내용	시간
1. 웃음과 비움	강의 시범 체험	– 과정 안내 – 힐링이란 무엇인가? – 힐링과 웃음의 관계 – 웃음 사례와 체험 – 힐링과 비움의 중요성	1.5
2. 비움과 체험, 실습	강의 체험 실섭	– 비움은 왜 필요한가? – 몸과 마음의 비움 – 비움 사례 – 비움 방법 안내 – 비움 체험, 실습	1.5
3. Aha! Centering	강의 시범 체험	– 힐링과 센터링의 관계 – 스트레스 및 화(禍)에 대한 이해 – 센터링의 교육목적 – 센터링의 개념과 잠재의식 – 센터링 호흡법의 체득	1.5
4. Wow! Centering	강의 시범 사례 체험	– 생활 센터링의 이해 – 3분 힐링 핵심과 실습 – 입식·좌식·보식 센터링 체험, 실습 – 셀프 파워와 비전 – 센터링 신호와 생활화	1.5
5. 최고의 성과	강의 시범 체험	– 최고의 힐링은 센터링 – 비전 센터링 – 운명을 바꾸는 마음의 자세 – 센터링 상태 체험 – 센터링 상태에서 최고의 성과 체험, 실습	1
계			7

* 기업이나 조직의 형편에 따라 워크숍은 사전협의 및 조정 가능합니다.

* 매월 1회 기본워크숍이 시행되고 있습니다.

전화: 070-7011-4542　　　(주)한국센터링

팩스: 031-529-4584　　　www.centering.co.kr

유대원 박사

㈜한국센터링 대표 컨설턴트로 활동하며, 연세대학교, 고려대학교, 이화여자대학교에서 기업교육을 가르치고 있다. 연세대학교 대학원에서 인적자원개발 전공 석사 학위를, 고려대학교 대학원에서 기업교육, 평생교육 전공 박사 학위를 취득한 후 미국 MIT 경영대학원에서 학습조직, 전략경영 과정을 수료하였다. 또한 대한합기도협회 공인 9단으로 홍익관 중앙총관장을 맡고 있다. 센터링에 관한 연구를 하여 미국 토마스 크럼 교수의 『센터링』을 번역·출간하였고, 주디스 워너와 함께 『센터링의 초대』를 공동 저술하였다. 오랜 대학 강의 외에도 삼성, 현대, LG, SK, 롯데, 포스코, KT, 마이크로소프트, 오라클 등 수많은 기업 강의를 맡아 온 경영컨설팅 분야의 최고 전문가다.

이명복 원장

한국기문화원장 및 ㈜한국센터링 연수원장으로 활동하며 쌍용, 롯데, 현대 등 300여 개 기업체 및 각급 학교에서 기공·명상 등의 강의를 하고 있다. 한국외국어대학교 대학원에서 정치학 석사 학위를 받았으며 20여년간 선도, 전통무예, 참선 등을 수련했다. 중국에 건너가서는 기공학 교사자격을 얻었고 원극공, 지능공 등을 대기공사들로부터 전수받았다. 또한 기(氣) 칼럼니스트로서 한동안 신동아, 한국일보 등에 기 칼럼을 연재하였을 뿐 아니라 『현대인을 위한 기공』 등 수많은 전문서적을 저술한 이 시대의 대표적인 수행자다.

3분이면 당신의 몸과 마음을 바꿀 수 있다

3분힐링

2013년 7월 15일 1판 1쇄 인쇄
2013년 7월 22일 1판 1쇄 발행

지은이 • 유대원 · 이명복
펴낸이 • 김진환
펴낸곳 • (주) 학지사

121-837 서울시 마포구 서교동 352-29 마인드월드빌딩 5층
대표전화 • 02)330-5114   팩스 • 02)324-2345
등록번호 • 제313-2006-000265호

홈페이지 • http://www.hakjisa.co.kr
커뮤니티 • http://cafe.naver.com/hakjisa

ISBN 978-89-997-0143-6 03180

정가 13,000원

인터넷 학술논문 원문 서비스 **뉴논문** www.newnonmun.com

이 도서의 국립중앙도서관 출판시도서목록(CIP)은 서지정보유통지원시스템 홈페이지(http://seoji.nl.go.kr)와 국가자료공동목록시스템(http://www.nl.go.kr/kolisnet)에서 이용하실 수 있습니다.
(CIP제어번호: CIP2013011899)